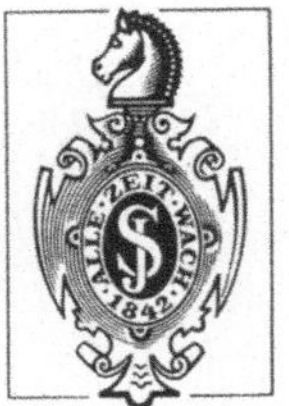

HNO Praxis Heute

5

Herausgegeben von
H. Ganz und W. Schätzle

Mit Beiträgen von
V. Barth · F. S. Brodnitz · Ch. Gammert
H. Ganz · T. Haid · E. Kruse · W. Mann
E. Steinbach

Mit 49 Abbildungen und 8 Tabellen

Springer-Verlag
Berlin Heidelberg New York Tokyo

Redaktion HNO Praxis Heute:

Professor Dr. med. Horst Ganz
Universitätsstraße 34
D-3550 Marburg/Lahn

Professor Dr. med. Walter Schätzle
Universitätsklinik und Poliklinik für HNO-Kranke
D-6650 Homburg/Saar

ISBN-13: 978-3-642-70430-7   e-ISBN-13: 978-3-642-70429-1
DOI: 10.1007/978-3-642-70429-1

CIP-Kurztitelaufnahme der Deutschen Bibliothek
HNO-Praxis heute. – Berlin, Heidelberg, New York, Tokyo: Springer. Erscheint jährl.
1980 ff.
Bis 1979 im Verl. Lehmann, München.
Bis 1979 u.d.T.: HNO-Erkrankungen.

Mitarbeiterverzeichnis

Barth, V., Dr. med., Phoniatrische Abteilung, Universitätsklinik
und Poliklinik für HNO-Kranke,
D-6650 Homburg/Saar

Brodnitz, F.S., M.D., Professor Dr. med.,
157 West 57th Street, New York
N.Y. 10019, U.S.A.

Gammert, Ch., Privatdozent Dr. med.,
Universitätsspital, Otorhinolaryngologische Klinik und Poliklinik
Rämistraße 100, CH-8091 Zürich

Ganz, H., Professor Dr. med.,
HNO-Arzt, plastische Operationen. Universitätsstraße 34,
D-3550 Marburg

Haid, T., Privatdozent Dr. med.,
Universitäts-HNO-Klinik, Waldstraße 1,
D-8520 Erlangen

Kruse, E., Dr. med.,
Abteilung für Phoniatrie und Pädaudiologie des
Medizinischen Zentrums für HNO-Heilkunde der Universität,
Deutschhausstraße 3, D-3550 Marburg

Mann, W.J., Professor Dr. med.,
Universitäts-HNO-Klinik, Kilianstraße 5,
D-7800 Freiburg i. Br.

Steinbach, E., Professor Dr. med.,
Hals- Nasen- Ohrenklinik der Universität, Silcherstraße 5,
D-7400 Tübingen

Inhaltsverzeichnis

Tumoren

Fragensammlung zur Selbstkontrolle

Vorwort

Im vorliegenden fünften Band der Weiterbildungsreihe überwiegen lehrbuchartig zusammenfassende Referate, womit die Komplettierung der versprochenen Enzyklopädie für die Praxis vorangetrieben werden soll. Die Zusammenstellung der bisher erschienenen Beiträge am Schluß des Bandes zeigt, daß auf diesem Wege bereits Einiges erreicht ist, aber auch noch viel zu tun bleibt.

Das Teilgebiet Otologie ist in diesem Band mit zwei wichtigen Beiträgen vertreten. Von der Besprechung des Mittelohrcholesteatoms wird ein klares therapeutisches Konzept erwartet und auch geliefert. In der Diagnostik des Akustikusneurinoms sind ebenso wie in dessen Therapie bedeutende Fortschritte erzielt worden, die auch dem "Praktiker" geläufig sein sollten.

Die Rhinologie kommt ebenfalls mit zwei Beiträgen zu Wort. Die Ultraschalldiagnostik der Nasennebenhöhlen, für den niedergelassenen HNO-Arzt heute fast schon ein "Muß", wird klar und praxisnah erläutert. Das Kapitel Nasenpolypen wird einschließlich der Tumor-Differentialdiagnose ausführlich abgehandelt. Eine Therapie der Wahl kann jedoch leider nicht angeboten werden.

Mit den Verletzungen von Mundhöhle und Mundrachen wird ein ebenso praktisch wichtiges wie selten gelesenes traumatologisches Teilgebiet gebracht.

Der bisher etwas stiefmütterlich behandelte Bereich Kehlkopf kommt mit drei funktionell-phoniatrischen Themen zur Sprache. Funktionelle Aphonie und Kontaktgranulom stellen den Allround-Otologen nicht selten vor therapeutische Probleme. Die Pathologie des Musculus cricothyreoideus schließlich, scheinbar ein "hochwissenschaftliches" Thema, erweist sich als äußerst praxisrelevant, besonders in Zusammenhang mit der Strumaoperation.

Als spezielles Tumorkapitel werden diesmal die Basaliome abgehandelt. Die klinische Vielfalt und ganz unterschiedliche Aggressivität dieser Tumoren erfordern besonderes Wissen und therapeutische Erfahrung.

Am Schluß steht wie immer die Fragensammlung.

Verlag und Herausgeber freuen sich weiterhin über interessierte Leser, die mit Anregung und konstruktiver Kritik nicht sparen, sowie über pünktliche Autoren, ohne die ein Erscheinen der Serie zum stets gleichen Zeitpunkt nicht möglich wäre.

Marburg/Lahn und Homburg/Saar   Horst Ganz
                                                 Walter Schätzle

Das Mittelohrcholesteatom – Pathogenese und Therapie

E. Steinbach

1. Die Pathogenese des Mittelohrcholesteatoms

1.1 Fragen zur Pathogenese

Die Pathogenese des Cholesteatoms läßt sich auf einen sehr einfachen Vorgang reduzieren, nämlich auf die *Anwesenheit von verhornendem Plattenepithel im Mittelohr,* das aus dem äußeren Gehörgang, auf welche Weise auch immer, eingedrungen ist. Entnimmt man beim Kaninchen die gesamte Gehörgangshaut, einschließlich dem Trommelfell, so entsteht zwar eine schwere Mittelohrentzündung, jedoch in keinem Fall ein Cholesteatom. Reizt man dagegen den hinten oben gelegenen Abschnitt des Trommelfells am Übergang zur Gehörgangshaut durch alleiniges Auflegen von Marbagelan, so entstehen infolge des papillären Tiefenwachstums des verhornenden Plattenepithels typische Cholesteatome.

Warum gilt dieser speziellen Form der chronischen Mittelohrentzündung ein so großes Interesse? Warum sind dieser Mittelohrentzündung in den vergangenen 10 Jahren zwei internationale Kongresse gewidmet worden? Die Gründe sind vielfältig. Jeder von uns kennt die verschiedenartigen Erscheinungsformen der chronischen Mittelohrentzündung, beispielsweise der Schleimhauteiterung, der Tympanosklerose, des chronischen Tubenmittelohrkatarrhs mit oder ohne Cholesteringranulome. Die Komplikationsrate dieser genannten Entzündungen ist cum grano salis gering. Nur in Ausnahmefällen wird eine Schleimhauteiterung eine

Otitis interna bzw. eine Labyrinthitis verursachen oder zu einer Infektion der Hirnhäute führen. Derartige Komplikationen stellen bei der Tympanosklerose eine Rarität dar, bei dem chronischen Tubenmittelohrkatarrh kommen sie nicht vor. Das Cholesteatom verhält sich hierin völlig anders. Es führt sehr häufig nicht nur zu einer teilweisen oder nahezu vollständigen Zerstörung der Gehörknöchelchen, wobei bemerkenswerterweise regelmäßig die Steigbügelfußplatte unversehrt bleibt. Darüber hinaus verursacht es in unterschiedlicher Häufigkeit eine Lähmung des Nervus facialis, via lateralem Bogengang eine Labyrinthitis oder eine Fortleitung der Entzündung ins Endocranium. Die Gefahren, die von einem Cholesteatom ausgehen können, müssen also sehr viel höher veranschlagt werden, als bei allen anderen Formen der chronischen Mittelohrentzündung einschließlich der spezifischen Otitis media. Weitere Gründe für das hohe Interesse an dieser Erkrankung sind unter anderem das häufige Vorkommen eines Cholesteatomrezidivs und die Schwierigkeiten einer erfolgreichen und funktionell befriedigenden chirurgischen Behandlung.

Es ist eine eigenartige und bemerkenswerte Tatsache, daß die gleiche Epithelart, die im äußeren Gehörgang eine überaus wichtige Schutzfunktion wahrzunehmen hat, in das Mittelohr eingewachsen zu derart umfangreichen Zerstörungen am Knochengewebe führt, wie wir sie in der täglichen Praxis und während einer Tympanoplastik immer wieder registrieren müssen. Jeder von uns weiß, daß der Umfang der Knochenzerstörungen bei Kindern besonders hoch ist. Bis heute ist die Frage nicht geklärt, warum der Entzündungszustand der äußeren Haut des Gehörganges in vielen Fällen das angrenzende Knochengewebe unversehrt läßt, das verhornende Plattenepithel im Mittelohr jedoch zu einer unterschiedlich starken fortschreitenden Knochenarrosion, also zu einer rarefizierenden Ostitis führt. In zahlreichen Publikationen wird für diese fortschreitende rarefizierende Ostitis das gleichzeitige Vorkommen einer Entzündung bzw. einer bakteriellen Besiedlung des Cholesteatominhaltes postuliert. Tatsächlich sehen wir auch schwere Knochenzerstörungen bei sog. trockenen, weitgehend entzündungsfreien Cholesteatomen. Desgleichen trifft mit Sicherheit eine früher für das Fortschreiten des Cholesteatoms verantwortlich gemachte Theorie nur bedingt zu, nämlich die Drucktheorie, die besagt, daß infolge Zunahme der Hornlamellen innerhalb des Cholesteatomsäckchens ein zunehmender Druck auf die angrenzenden Knochenwände der Umgebung entsteht. Die Knochenzerstörung soll also durch langsam, aber ständig steigenden Druck begünstigt werden. Im Tierversuch konnten wir zeigen, daß Cholesteatome in der Bulla des Kaninchens Knochengewebe großflächig zerstören, ohne daß eine Einengung oder eine gewisse Raumnot gegeben sind. Die Ursachen für das Fortschreiten des Cholesteatoms müssen andere sein, wobei größte Aufmerksamkeit der Tuba Eustachii zu gelten hat. Aus verschiedenartigen klinischen Beobachtungen halten wir es für sehr wahrscheinlich, daß das *Fortschreiten des Cholesteatoms durch eine geringe, jedoch permanente Tubenfunktionsstörung* verbunden mit einer Mangelbelüftung des Mittelohres *begünstigt* wird. Eine sehr ausgeprägte Tubenfunktionsstörung hat einen Erguß im Mittelohr, das Serotympanon zur Folge. Eine geringe Tubenfunktionsstörung als Dauerreiz im Mittelohr begünstigt ganz offensichtlich das Cholesteatomwachstum.

1.2 Tierexperimente zur Cholesteatomgenese

Von vielen Autoren wird immer wieder darauf hingewiesen, daß nicht das verhornende Plattenepithel Ursache der Knochenzerstörung ist, da das Plattenepithel selber niemals direkt dem Knochengewebe anliegt, sondern Ursache der fortschreitenden Ostitis das zwischen dem verhornenden Plattenepithel und dem angrenzenden Knochengewebe gelegene *subepitheliale Bindegewebe* ist. Wir finden bei einer sog. Schleimhauteiterung in den verschiedenen Nischen des Mittelohres oder im Warzenfortsatz breite polypartige Schleimhautbindegewebspolster. Dieses polypös-hyperplastische Gewebe zeigt regelmäßig eine deutliche Verbreiterung des subepithelialen Bindegewebes, jedoch wird bei dieser Erkrankung im Gegensatz zum Cholesteatom eine wesentliche Rarefizierung des Knochengewebes vermißt.

Als Beitrag zur Klärung der Pathogenese des Cholesteatoms sind an der Tübinger Univ.-Hals-Nasen-Ohrenklinik eine ganze Reihe tierexperimenteller Untersuchungen vorgenommen worden. Zusätzlich wurden zahlreiche Biopsien aus dem Mittelohr ausgewertet.

Die *Fragestellungen* lauteten: Ist eine umschriebene, fast punktförmige Entzündung im äußeren Gehörgang oder Mittelohr imstande, die Entstehung eines Cholesteatoms zu verursachen? Welche Folgen hat der Verschluß des äußeren Gehörganges auf das Mittelohr? Führt der temporäre Verschluß der Tuba Eustachii zur Entstehung von Cholesteatomen? Wie verhält sich in das Mittelohr eingepflanzte Epidermis?

Tierexperiment 1:
Reizung des Trommelfelles im vorne unten gelegenen Gehörgangsabschnitt am Übergang zur Gehörgangshaut.

Die aufgebrachten Reizsubstanzen, der Eiweißschaumstoff Marbagelan, der Gewebekleber Histoacryl und andere wie Talkum wurden an ganz umschriebener Stelle im Winkel zwischen Trommelfell und Gehörgangshaut vorne unten aufgebracht. Innerhalb der gewählten Versuchsdauer, die bei allen hier erörterten Experimenten maximal 6 Monate betrug, konnte zwar die Entstehung einer umschriebenen schweren Entzündung der Gehörgangshaut und des angrenzenden Trommelfells beobachtet werden, jedoch bei keinem Tier die Entstehung eines Cholesteatoms (Abb. 1).

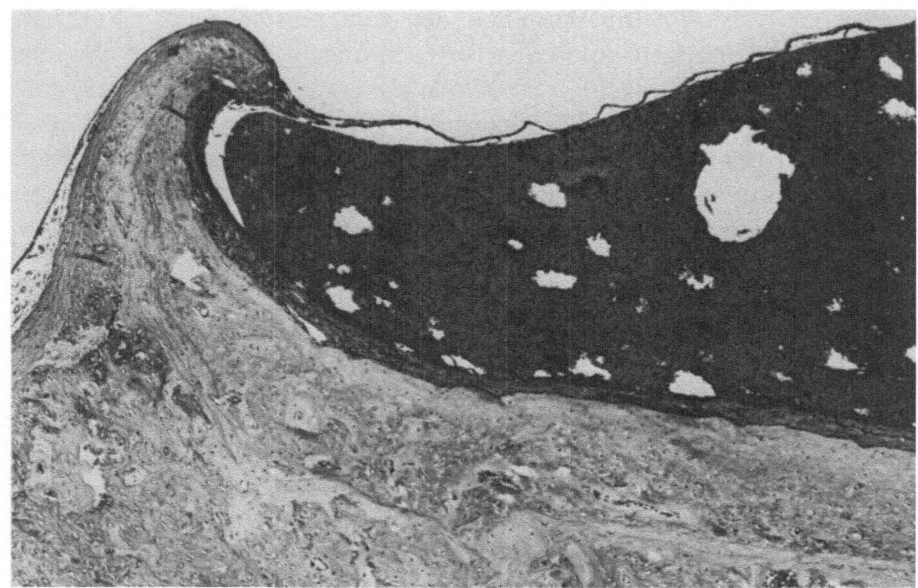

Abb. 1. Im spitzen Winkel zwischen Trommelfell und äußerem Gehörgang Talkum,
8 Wochen post operationem. Keine wesentliche Reaktion auf die Epidermis. HE,
98fach

Tierexperiment 2:
Aufbringen von Marbagelan bzw. Histoacryl auf den hinten oben gelegenen Gehör-
gangstrommelfellabschnitt.

Innerhalb der gewählten Versuchsdauer konnten **bei 86% der Tiere typisch auf-
gebaute Cholesteatome** in allen Stadien ihrer Entstehung bis hin zu großen Hornlamellen und Detritus-gefüllten Säckchen beobachtet werden. Sobald Cholesteatommatrix Knochengewebe erreicht hatte, trat die bekannte rarefizierende Ostitis auf.

Tierexperiment 3:
Einbringen von Marbagelan und Histoacryl in das Mittelohr.

Bei dieser Versuchsreihe wurde die erbsengroße Bulla des Kaninchens von
außen seitlich eröffnet. Die Reizsubstanzen Marbagelan und Histoacryl wurden mit
Hilfe von kleinen Epipharynxspiegeln zwischen Hammerhals, langem Amboßfort-
satz und Trommelfell deponiert. In der Umgebung der Gehörknöchelchen trat
eine ganz umschriebene, ziemlich schwere Mittelohrentzündung auf. Sie verursachte
eine Verbreiterung des gereizten Trommelfells sowie der Schleimhaut über den
Gehörknöchelchen, jedoch konnte bei keinem Tier die Entstehung eines Cholesteatoms nachgewiesen werden.

Tierexperiment 4:
Verschluß des äußeren Gehörganges durch vier Nähte.

Bei dieser Versuchsanordnung bildete der trommelfellnahe Gehörgangsanteil
einen nach außen vernähten Blindsack. Innerhalb von vier Wochen trat eine heftige
Gehörgangsentzündung auf, die mit Fortdauer des Versuches an Schwere zunahm.
Der kurze Blindsack wurde von einem entzündungszellreichen Zelldetritus, ver-
mischt mit Hornlamellen und Blutresten ausgefüllt. Die Zusammensetzung ähnelte
dem Inhalt eines Cholesteatomsäckchens. Die Entzündung verursachte ein papilläres
Tiefenwachstum der basalen Epithelleisten an der Pars flaccida mit Ausbildung
regelrechter Cholesteatome. Die Neubildung dieser Cholesteatome ging ausschließlich

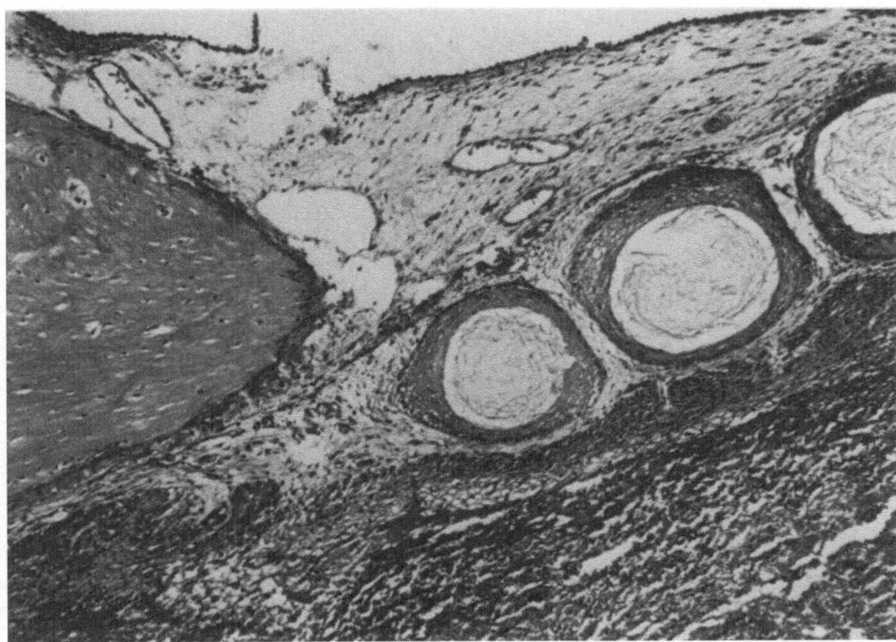

Abb. 2. Pars flaccida, 4 Wochen nach operativem Verschluß des äußeren Gehörganges. Mehrere intramurale Cholesteatome. HE, 200fach

von der Pars flaccida aus (Abb. 2). Im vorne unten gelegenen Trommelfellabschnitt bestand zwar ebenfalls eine sehr ausgeprägte Entzündung, jedoch fehlte die Bildung papillärer Epithelleisten als Vorstufe zur Cholesteatomentstehung.

Tierexperiment 5:
Verlegung des tympanalen Tubenostiums.

Bei dieser Versuchsreihe war das Mittelohr unter Bildung eines tympanomeatalen Lappens eröffnet worden und die Tuba Eustachii mit einem aus dem Operationsgebiet entnommenen kleinen Muskelstück verschlossen worden. Auch bei dieser Versuchsreihe wurde die Neubildung von Cholesteatomen an der Pars flaccida beobachtet.

Tierexperiment 6:
Transplantation von Knochenepidermisstückchen ins Mittelohr.

Bei diesem Versuch wurden annähernd amboßgroße Knochenstückchen aus dem äußeren Gehörgang entnommen und mit der bedeckenden Haut in das Mittelohr bzw. in die Bulla eingesetzt. Der überwiegende Anteil der bedeckenden Epidermis wurde nekrotisch, jedoch entstanden aus vital gebliebenen Epidermiszellen neue Epithelverbände, die acht Wochen nach Versuchsbeginn alle Charakteristika eines Cholesteatoms zeigten. An den schmalen Knochenstückchen wird ein lakunärer Knochenabbau ohne das Hinzukommen einer Entzündung und bei fehlender Raumenge beobachtet. An der Entnahmestelle der Knochenstückchen war verhornendes Plattenepithel der äußeren Haut des Gehörganges in die Gehörgangswand eingewachsen, so daß sich ein regelrechtes Gehörgangscholesteatom innerhalb der Gehörgangswand entwickelte. In gleicher Weise wie im Mittelohr selber verursachte das eingedrungene verhornende Plattenepithel unter Bildung eines Cholesteatoms einen fortschreitenden rarefizierenden Knochenabbau, ebenfalls ohne Zeichen einer gleichzeitig bestehenden Entzündung (Abb. 3 und 4).

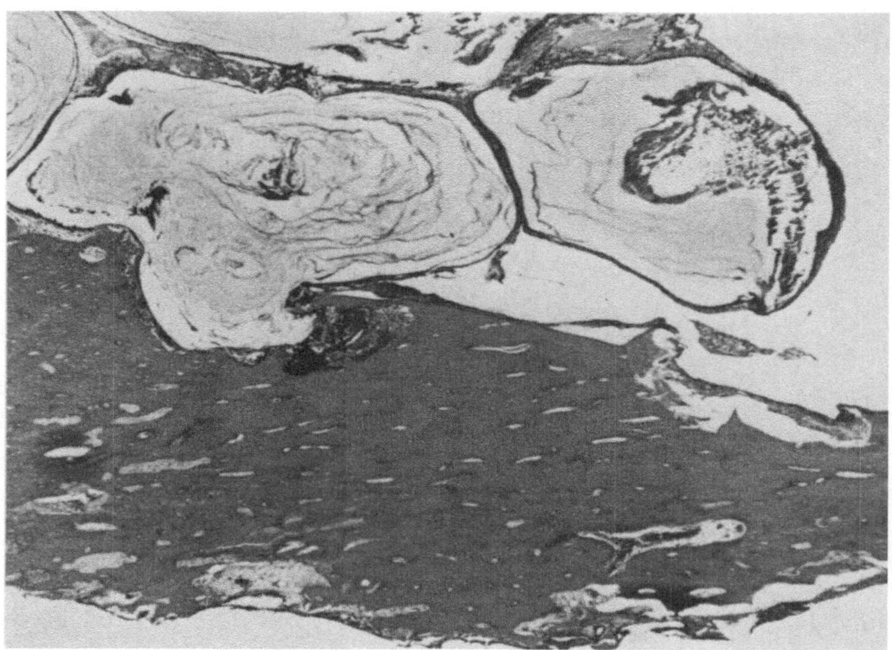

Abb. 3. Knochentransplantat in der Bulla des Kaninchens, 8 Wochen post operationem. In der geräumigen Bulla erfolgt sicher ohne Druckeinwirkung und ohne wesentliche Entzündung ein fortschreitender Knochenabbau. HE, 62,5fach

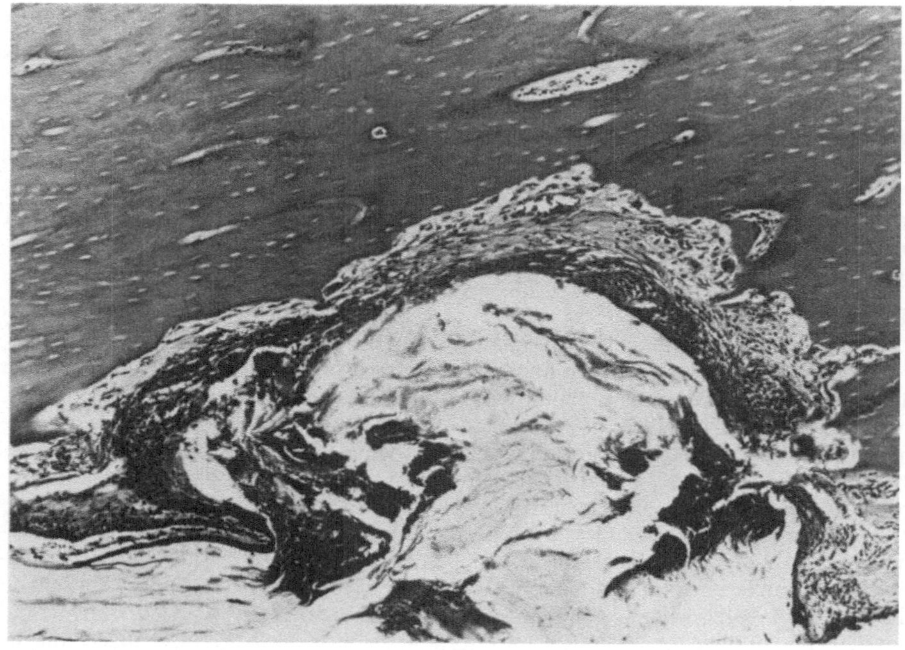

Abb. 4. Ausschnittsvergrößerung von Abbildung 3. Typisch aufgebautes Cholesteatom im Knochentransplantat. Lakunärer Knochenabbau. HE, 200fach

1.3 Schlußfolgerungen aus den Tierversuchen

Welche Schlußfolgerungen können aus diesen Experimenten gezogen werden?

1. Bei allen Tierexperimenten, bei denen die Neubildung von Cholesteatomen beobachtet werden konnte, entstanden diese stets am gleichen Trommelfellabschnitt, nämlich dem hinten oben gelegenen Anteil unmittelbar am Übergang zur Gehörgangshaut. Diesem Anteil des Trommelfelles zwischen dem kurzen Hammerfortsatz und der Gehörgangswand entspricht beim Menschen die Pars flaccida. Wahrscheinlich beruht die Bevorzugung dieses Gehörgangstrommelfellabschnittes bei der Entstehung der Cholesteatome auf dem besonderen anatomischen Aufbau der Pars flaccida. Sie weist eine unterschiedlich breite, lockere, gefäßführende Bindegewebsschicht auf. Vorne unten läuft dagegen die knöcherne Gehörgangswand in eine sich stark verjüngende schmale Knochenspitze aus, an der das Stratum fibrosum des Trommelfells als straffes, festes Bindegewebsband ansetzt. Der anatomische Aufbau dieses vorne unten gelegenen Gehörgangstrommelfellabschnittes läßt offensichtlich ein papilläres Tiefenwachstum des Plattenepithels nicht zu und verhindert somit die Entstehung von Cholesteatomen.
Jede Entzündung an der Pars flaccida wird von einer deutlichen Verbreiterung des subepithelialen Bindegewebes und einer beträchtlichen Zunahme der kleinen Blutgefäße begleitet. Die entzündungsbedingte Auflockerung gestattet den Plattenepithelzapfen eine rasche Größenzunahme und eine rasche Ausdehnung in die tiefer gelegenen Bindegewebsschichten mit Wachstumsrichtung zum Recessus epitympanicus und zum Mittelohr. Da mit der Einsenkung des Plattenepithels die Zellen des Stratum germinativum eine Lageänderung erfahren und nunmehr die Wachstumsrichtung senkrecht zur Basalmembran erfolgt, resultiert eine spaltförmige Ansammlung von Hornlamellen im Zentrum der Papille. Damit wird allmählich die typische Schichtung des beginnenden Cholesteatoms erkennbar. Der besondere anatomische Aufbau am Übergang Trommelfell – Gehörgangshaut im hinten oben gelegenen Quadranten ermöglicht infolge der subepithelialen Bindegewebsschicht erst die Entstehung von Cholesteatomen.
Bemerkenswerterweise konnte die Bildung von Cholesteatomen nur durch eine Reizeinwirkung von außen her auf die Gehörgangshaut und das Trommelfell hervorgerufen werden. Eine Reizeinwirkung auf die mittelohrschleimhautbedeckte Fläche des Trommelfells, wie im Tierexperiment 3 beschrieben, hatte kein Cholesteatomwachstum auslösen können.

2. Das Fortschreiten des Cholesteatoms ist nicht an das gleichzeitige
   Bestehen einer bakteriellen Superinfektion oder einer bakteriellen
   Besiedlung des Gewebsbreis innerhalb des Cholesteatomsäckchens
   gebunden. Bei den Tierversuchen bestanden häufig sog. trockene
   Cholesteatome. Dennoch trat die typische rarefizierende Ostitis auf,
   sobald die Cholesteatommatrix und -perimatrix Kontakt zum Knochengewebe hatten.
3. Das Tierexperiment 6 hat gezeigt, daß die Entstehung von Cholesteatomen bzw. der fortschreitende Knochenabbau nicht auf einem erhöhten Binnendruck beruhen muß. Die klassische Vorstellung vom
   erhöhten Druck, der von den zunehmend abgelagerten Hornlamellen
   und dem Zelldetritus innerhalb des Cholesteatoms nach allen Seiten
   auf die Umgebung ausgeübt wird und dadurch einen Knochenabbau
   ermöglichen soll, trifft sicherlich nicht regelmäßig zu. Im Mittelohr
   des Kaninchens herrscht "keine Raumnot". Es können also keine
   Druckzonen entstehen. Trotzdem wird ein lakunärer fortschreitender
   Knochenabbau an den Transplantaten beobachtet. Für die rarefizierende Ostitis müssen also außer einer Mangelernährung andere
   Ursachen verantwortlich gemacht werden. Die Untersuchung zahl-
   reicher Präparate aus den tierexperimentellen Versuchsreihen zeigte

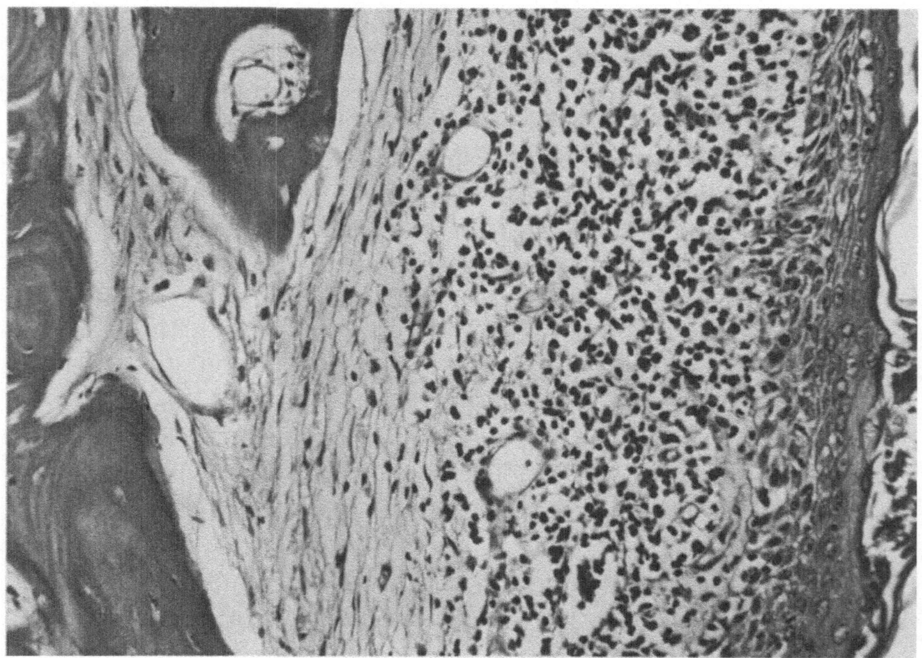

Abb. 5. Verschiedenartige Zellen zwischen Cholesteatommatrix und dem Knochengewebe legen den Verdacht nahe, daß die rarefizierende Ostitis durch enzym-
histochemische Vorgänge verursacht wird. HE, 300fach

im aufgelockerten, von dicht stehenden Zellen durchsetzten Bindegewebe zwischen Cholesteatommatrix und dem benachbarten Knochengewebe regelmäßig bestimmte Zellgruppen. Häufigste Zellart sind
Fibroblasten, gefolgt von kleinen Lymphozyten, Plasmazellen sowie
eingestreuten eosinophilen Granulozyten (Abb. 5). Das Vorkommen
dieser Zellarten legt die Vermutung nahe, daß die rarefizierende
Ostitis durch enzym-histochemische Vorgänge entsprechend den
Vorstellungen von Abramson et al. (1975) verursacht wird.
Aufgrund immunologischer Untersuchungen hat Gantz (1984) kürzlich
eine eigene Vorstellung zur rarefizierenden Ostitis beim Cholesteatom
entwickelt. Epidermale Langerhans-Zellen sollen durch unspezifische
Antigene aus dem Cholesteatomsäckchen sensibilisiert werden. Diese
Zellen stimulieren ihrerseits eine T-Zellenreaktion in regionären
Lymphknoten. Aktivierte Lymphozyten wandern zum Reizort und
verursachen eine Entzündungsreaktion mit nachfolgender Knochenarrosion.

1.4 Histologische Befunde bei granulierender Myringitis

Wie bereits erwähnt sind zur Deutung der Pathogenese des Cholesteatoms
auch histologische Schnitte von Biopsien aus dem menschlichen Mittelohr
und Trommelfell durchgeführt worden. Von besonderem Interesse erschien die *granulierende Myringitis* als umschriebener Krankheitsherd
am Trommelfell, der nach Schuknecht (1974) durch einen herdförmigen
oder diffusen Ersatz der Dermis des Trommelfells durch eine dünne
Schicht von Granulationsgewebe charakterisiert ist. Die feingewebliche
Auswertung von 23 Trommelfellbiopsien zeigt eine überraschend deutliche Übereinstimmung der histologischen Befunde mit den beschriebenen Anfangsstadien in der Entstehung des Cholesteatoms. In den stark
entzündlich veränderten, warzenförmig gestalteten Trommelfellanteilen
fällt ein ungewöhnlich ausgeprägtes Tiefenwachstum der papillären
Plattenepithelleisten auf, wie es an einem unveränderten gesunden
Trommelfell niemals beobachtet wird (Abb. 6). Die bis an die nahe
Mittelohrschleimhaut vorgedrungene Plattenepithelleisten werden von
dichtstehenden Kapillaren und Rundzellinfiltraten umgeben. Aufgrund
dieser histologischen Befunde halten wir es für *möglich, daß die hinten
oben randständige granulierende Myringitis beim Menschen zur Entstehung eines Cholesteatoms führen kann.*

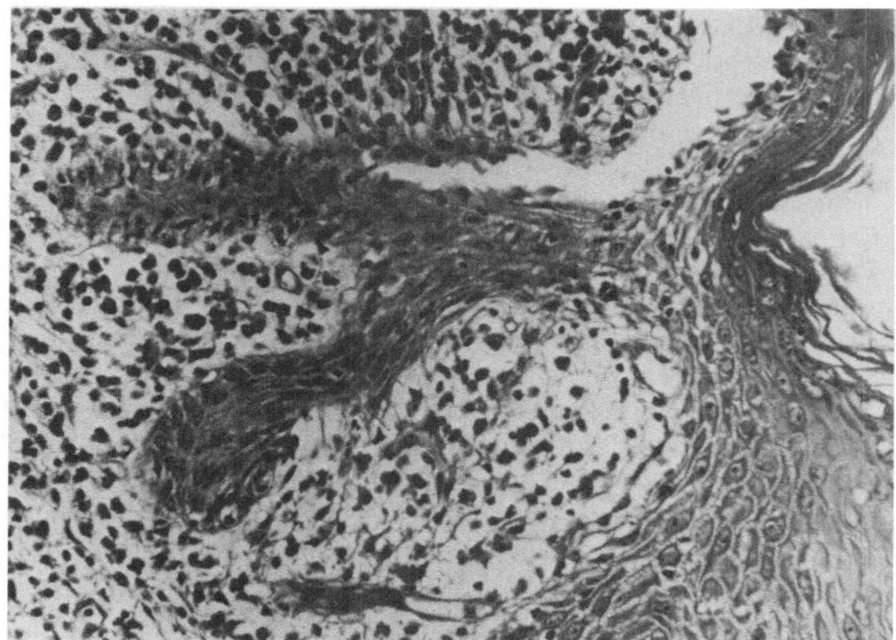

Abb. 6. Tiefenwachstum des verhornenden Plattenepithels bei der granulierenden Myringitis. HE, 400fach

1.5 Antworten zur Cholesteatomgenese

Zusammenfassend wird also festgestellt:

1. Die entscheidende Voraussetzung für die Entstehung eines Cholesteatoms ist das "Cholesteatomlager", also eine *aufgelockerte subepitheliale Bindegewebsschicht,* die ein papilläres Tiefenwachstum des
   verhornenden Plattenepithels ermöglicht.
2. Die Entstehung eines Cholesteatoms wird durch eine *gestörte Tubenfunktion mit* einer *permanenten Unterbelüftung* der Mittelohrräume
   begünstigt.
3. Das Fortschreiten des Cholesteatoms, insbesondere die Zerstörung
   des Knochengewebes ist keine Folge eines erhöhten Binnendrucks
   im Cholesteatomsäckchen, sondern wird durch die *Enzymaktivitäten
   bestimmter Zellgruppen* ausgelöst und unterhalten.

Die aus den verschiedenen Tierexperimenten gewonnenen Ergebnisse
und Erkenntnisse bestätigen Vorstellungen zur Cholesteatomgenese,
die bereits im ersten Drittel dieses Jahrhunderts publiziert worden sind.
Es sei insbesondere auf die grundlegenden Arbeiten von Lange (1925)
hingewiesen. Lange hatte in seinem 1925 veröffentlichten Artikel zur
Entstehung des Mittelohrcholesteatoms zwei sehr wichtige Ansichten

vertreten: Erstens, daß für das Wachstum des Cholesteatoms und die Knochenarrosion das vordringende Bindegewebe der Cholesteatommatrix verantwortlich zu machen sei und zweitens, daß dem Epithel der hinten-oben gelegenen Gehörgangswand besondere biologische Eigenschaften zuzuschreiben sind und daß diese Eigenschaften für die Entstehung des Cholesteatoms aus dem Gehörgangsepithel herangezogen werden müssen. Nach Lange zeigt die Epidermis vor dem Übergang auf das Trommelfell im hinten-oben gelegenen Gehörgangstrommelfellquadranten eine höhere Schichtung, einen papillären Aufbau sowie eine auffällig starke Verbreiterung bei allen Arten der Gehörgangs- und der Mittelohrentzündung. Dieser Gehörgangstrommelfellanteil wird als papilläre Randzone bezeichnet und stellt einen Bezirk besonders gut ernährter lebenskräftiger Epidermis dar (Lange 1925). In Übereinstimmung mit den in histologischen Schnittserien erhobenen Befunden an Laboratoriumstieren entsteht das sog. **Flaccida-Cholesteatom** durch ein papilläres Tiefenwachstum des verhornenden Plattenepithels. Wahrscheinlich bilden Bindegewebsfalten im Epitympanon den erforderlichen "Nährboden" für das papilläre Plattenepithelwachstum.

Die *überragende Bedeutung der Tubenfunktion* kann aus einer alltäglichen klinischen Beobachtung gefolgert werden: Bei der Stapedektomie wird regelmäßig ein umschriebener Teil der hinteren-oberen knöchernen Gehörgangswand zur Darstellung und besseren Übersicht des Steigbügels abgetragen und am Ende der Operation mit dem zuvor gebildeten tympanomeatalen Lappen abgedeckt. Bei einer Nachuntersuchung wird regelmäßig festgestellt, daß der Übergang von der Gehörgangshaut zum Trommelfell den gewohnten stumpfen Winkel bildet. Wird dagegen ein ähnlich großer knöcherner Gehörgangsteil beim Vorliegen eines Cholesteatoms entfernt, so müssen wir Jahre später häufig feststellen, daß der bedeckende tympanomeatale Lappen am Übergang zum Trommelfell im Sinne einer *Retraktionstasche* eingezogen ist. Wir müssen diesen Befund als das Fortbestehen der an der Cholesteatomentstehung ursächlich mitbeteiligten Tubenfunktionsstörung betrachten. Ein weiterer klinischer Hinweis auf die überragende Bedeutung der Tubenfunktionsstörung für die Entstehung des Cholesteatoms ist die Tatsache, daß die *Knocheneiterung bei Gaumenspaltenträgern 30mal häufiger* auftritt als bei Normalpatienten.

2. Die Therapie des Cholesteatoms

Für therapeutische Maßnahmen ist die bekannte Unterteilung in primäres, sekundäres oder traumatisches Cholesteatom von untergeordneter Bedeutung. Sobald der Untersucher das Vorhandensein eines Cholesteatoms festgestellt hat, muß die Entfernung des verhornenden Plattenepithels aus dem Mittelohr angestrebt und empfohlen werden. *Die Therapie wird immer und ohne Ausnahme in operativen Maßnahmen bestehen.* Eine konservative Behandlung mit Medikamenten, örtlich oder systemisch angewandt, oder die zeitweilige Entlastung des Cholesteatomsäckchens durch Absaugen von Zelldetritus, stellen keine sanierenden Maßnahmen dar. Im therapeutischen Vorgehen besteht zwischen dem Cholesteatom und der sog. Schleimhauteiterung ein erheblicher Unterschied. Das laufende Ohr bei der Schleimhauteiterung kann durchaus mit Hilfe von Antibiotika oder örtlichen Maßnahmen "trockengelegt" werden, so daß am Ende dieser Behandlung als wesentlicher und einziger Ausdruck einer chronischen Entzündung die Perforation im Trommelfell verbleibt. Unterstützende Maßnahmen werden die Eindämmung der Otorrhoe begünstigen, nämlich die Sanierung der Nasenwege mit dem Ziel einer ausreichenden funktionell befriedigenden Nasenatmung, ebenso die Sanierung der Nasennebenhöhlen. Nicht selten wird nach diesen Vorbehandlungen ein Spontanverschluß des Trommelfells beobachtet. Beim Vorliegen einer Knocheneiterung können diese sanierenden Maßnahmen in den Nasenwegen ebenfalls sinnvoll und angezeigt sein. *Die spontane Ausheilung eines Cholesteatoms kann jedoch in keinem Falle erreicht werden.* Der Cholesteatomerkrankte muß sich also zur Vermeidung schwerwiegender Komplikationen der Tympanoplastik unterziehen.

Das *erste Ziel* dieser Operation muß die vollständige Entfernung der Cholesteatommatrix aus allen Räumen des Mittelohres sein. Damit einher geht zugleich die Beseitigung einer oft lästigen und fötiden Otorrhoe. Das *zweite Ziel* im Sinne der funktionellen Chirurgie soll die Wiederherstellung eines adäquaten Hörvermögens am erkrankten Ohr sein. Entsprechend den Vorstellungen und Empfehlungen von Plester (1979) werden an der Tübinger Hals-Nasen-Ohrenklinik 3 Wege beschritten:

1. die posteriore Tympanotomie,
2. die Attikotomie mit Wiederaufbau der hinteren Gehörgangswand und
3. die Attikoantrotomie oder konservative modifizierte Radikaloperation.

2.1 Die posteriore Tympanotomie (Nach Jansen 1963)

Eine wichtige *Voraussetzung* für diese Operationstechnik ist das *Vorhandensein einer mittelgradigen oder ausgedehnten Pneumatisation des Warzenfortsatzes.* Wesentliches Kennzeichen dieser Operation ist der vollständige Erhalt der hinteren Gehörgangswand. Sobald der Operateur die Ausdehnung des Cholesteatoms abschätzen kann, prae operatione unter Zuhilfenahme der Röntgenaufnahme des Warzenfortsatzes nach Schüller oder intra operationem durch Austasten des randständigen Trommelfellgehörgangsdefektes mit der abgewinkelten Knopfsonde, wählt er nach Anlegen des retroauriculären Hautschnittes und Abschieben der Weichteile vom Planum mastoideum den Zugang durch das Mastoid. Als zweckmäßig hat sich das Eingehen in den Warzenfortsatz in Höhe des Gehörganges, etwa 2 bis 3 mm hinter der Gehörgangshinterwand und parallel zu ihr, erwiesen. Zunächst wird eine Antroskopie durchgeführt, dann der Warzenfortsatz entsprechend der Ausdehnung des Cholesteatoms eröffnet und ausgefräst. Sämtliche Anteile der Knocheneiterung, also die gesamte Matrix und Perimatrix müssen äußerst sorgfältig von der knöchernen Unterlage abpräpariert und zur Pauke hin vorgeschoben werden. Ein besserer Einblick zur Pauke wird durch das Ausfräsen der Knochenanteile im Chorda-Facialis-Winkel erreicht. Nach Durchführung dieses operativ sehr wichtigen Schrittes erhält der Operateur einen recht guten Einblick sowohl in die Pauke, als auch in die vorderen Abschnitte des Mittelohres und das tympanale Tubenostium. Durch das Antrum und den freigelegten Raum im Chorda-Facialis-Winkel wird die Cholesteatommatrix hindurchgedrängt, anschließend erfolgt die weitere Präparation vom Gehörgang aus. Es wird ein tympanomeataler Lappen gebildet. Dann wird die mobilisierte Cholesteatommatrix in Richtung Mesotympanon herauspräpariert und aus der Pauke entfernt.

Das Vorgehen nach dieser Operationstechnik muß mehrere Fakten berücksichtigen:

1. Beim pneumatisierten Warzenfortsatz, der gewissermaßen eine Voraussetzung zur posterioren Tympanotomie darstellt, *wachsen Cholesteatomanteile zapfenförmig* weit in pneumatisierte Nischen hinein. Aus zahlreichen histologischen Befunden ist bekannt, daß papillär in die Tiefe wachsende Plattenepithelleisten eine sorgfältige Präparationstechnik bei der Entfernung der Matrix erforderlich machen. Nach Abschieben der Cholesteatommatrix und -perimatrix sollten die benachbarten Knochenanteile bzw. die Nischen der pneumatisierten Zellen mehrere Millimeter tief ausgefräst werden, um sicher zu sein, daß auch die tiefen Ausläufer des verhornenden

Plattenepithels durch Ausfräsen der knöchernen Zellwände mitentfernt worden sind.

2. Der Operateur muß sich darüber im klaren sein, daß bei der posterioren Tympanotomie *verschiedene Knochenwände,* beispielsweise die saumartige inferiore Fläche der stehengebliebenen Gehörgangswand, *nicht voll übersehen* werden können, außerdem Knochenflächen in der Umgebung der Steigbügelsehne, des Steigbügels selbst und Anteile der Knochenwände im Hypotympanon. Bei der posterioren Tympanotomie besteht also die Gefahr, daß das verhornende Plattenepithel unvollständig entfernt wird. Der bestehende *Vorteil der posterioren Tympanotomie* beruht auf der Tatsache, daß nach diesem ausgedehnten schwierigen operativen Eingriff am Ende der Operation *das Ohr in seiner Gesamtheit praktisch unverändert* erscheint. Wird bei einer Nachuntersuchung die Überprüfung der retroauriculären Umschlagsfalte versäumt, so daß die Narbe nicht bemerkt wird, so kann der Untersucher dem äußeren Gehörgang kaum ansehen, daß sich hinter der hinteren Gehörgangswand ein ausgedehntes Operationsfeld befindet.

Andererseits weist die posteriore Tympanotomie jedoch *wesentliche Nachteile* auf. Zunächst einmal kann das ursprüngliche Ausbreitungsgebiet des Cholesteatoms, also der Warzenfortsatz bei Verlaufskontrollen unter dem Lupenmikroskop nicht eingesehen werden. *Regelmäßige Nachuntersuchungen,* etwa zweimal im Jahr, sind aber angezeigt, da die *Rezidivquote* wegen der ursprünglichen oft erheblichen Ausdehnung des Cholesteatoms und seiner Eigenart, weit verzweigt in Nischen einzudringen, hoch ist. Der Absicht der vollständigen Entfernung des Cholesteatoms steht sein besonderes Wachstumsverhalten entgegen. Daher erfordert die posteriore Tympanotomie ohne Ausnahme eine *Kontrolloperation, ein bis zwei Jahre nach dem Ersteingriff.* Um Patienten, bei denen eine posteriore Tympanotomie mit Erhalt der hinteren knöchernen Gehörgangswand durchgeführt wurde, zur Zweitoperation zu motivieren, hatte es sich als zweckmäßig erwiesen, während des ersten Eingriffes lediglich das Cholesteatom und die durch eine rarefizierende Ostitis veränderten Gehörknöchelchen zu entfernen, den Wiederaufbau der Gehörknöchelchenkette jedoch während der Nachoperation durchzuführen. Die Nachoperation soll also zwei Aufgaben dienen, erstens der Kontrolle, um ein Rezidivcholesteatom erkennen zu können und zweitens dem Wiederaufbau der Gehörknöchelchenkette in einer möglichst entzündungsfreien Pauke.

2.2 Die Attikotomie mit Wiederaufbau der hinteren Gehörgangswand

Der kleine sklerosierte Warzenfortsatz läßt die Attikotomie, also die Abtragung der lateralen Kuppelraumwand und die eventuelle Erweiterung des Knochendefektes in die hintere Gehörgangswand hinein zu. Zeigt das präoperativ angefertigte Röntgenbild des Warzenfortsatzes nach Schüller eine *gehemmte Pneumatisation,* so sollte die *Entfernung des Cholesteatoms auf enauralem Wege* durchgeführt werden. Es erscheint wenig sinnvoll, ausgedehnte, kompakte Knochengewebsanteile via Planum mastoideum abzutragen, bis schließlich in der Tiefe ein kleines Kuppelraumcholesteatom sichtbar wird. Die Entfernung des Knocheneiterungsherdes gelingt beim kompakten Warzenfortsatz sehr viel leichter über den enauralen Zugang. Dabei hat es sich als zweckmäßig erwiesen, den *tympanomeatalen Lappen* nicht nach vorne zu klappen, sondern *temporär* zu *entfernen,* um ihn später als freies Hauttransplantat wieder einzusetzen. Bei Vorliegen eines zellarmen Warzenfortsatzes werden vom Gehörgang aus häufig nur wenige Millimeter Knochengewebe abgefräst, bis das kleine Cholesteatom vollständig übersehen werden kann. Dabei ist es nicht erforderlich, das verhornende Plattenepithel vollständig zu entfernen. Sinnvoller erscheint es, die Cholesteatommatrix von der knöchernen Unterlage abzupräparieren, in Richtung Gehörgang aufzuklappen und den entstandenen Knochendefekt durch ein bogenförmiges Knorpelstück mit Perichondrium aus dem Tragus zu verschließen. Die überlappende Knorpelhaut ermöglicht und erleichtert die Fixierung des Transplantates in der kleinen, operativ angelegten Höhle. Über das gut eingepaßte Tragusknorpelstück, das in der Mehrzahl der Fälle den entstandenen Knochendefekt praktisch vollständig ausfüllt, wird die Cholesteatommatrix zurückgelegt. Damit erhält sie automatisch die Funktion einer Gehörgangshaut. Umfangreiche Nachuntersuchungen haben gezeigt, *daß die ursprüngliche Cholesteatommatrix in ihrer neuen Position durchaus die Schutzfunktion einer Gehörgangshaut wahrzunehmen imstande ist.* In den wenigen Fällen von Selbstheilung, bei denen das Cholesteatom infolge Arrosion der lateralen Attikwand Anschluß an den äußeren Gehörgang gefunden hat, also eine spontane Radikalhöhle entstanden ist, sehen wir immer wieder, daß diese Höhlen entzündungsfrei bleiben und das auskleidende Epithel die erwähnte Schutzfunktion wahrnimmt. Die *Attikotomie* stellt ebenso wie die posteriore Tympanotomie eine *geschlossene Technik* dar. Somit muß diese Operationstechnik ähnliche Nachteile zur Folge haben. Verbliebene Zellverbände des verhornenden Plattenepithels können für geraume Zeit hinter dem eingepflanzten Knorpelstück unbemerkt im Verborgenen ein erneutes Cholesteatomwachstum verursachen, eine andere Komplikation stellt die Entwicklung einer Retraktionstasche infolge Fortbestehens der Tubenfunktionsstörung dar. Eine derartige Einziehung der Gehörgangshaut bzw. der zurückgeklappten Cholesteatommatrix wird häufig in der Umgebung des Knorpeltransplantates beobachtet. Diese *tief eingezogenen Taschen können die Ursache für die Entstehung eines neuen Cholesteatoms bilden.*

2.3 Die Attikoantrotomie (konservative Radikaloperation)

Bei den Hals-Nasen-Ohrenärzten besteht eine allgemeine einheitliche Übereinstimmung, daß die breite Verbindung zwischen dem äußeren Gehörgang und dem Warzenfortsatz mit der Anlage einer sog. Radikalhöhle die sicherste Technik zur Früherkennung von Cholesteatomrezidiven darstellt. *Im Gegensatz zur vorantibiotischen Ära wird gegenwärtig nicht die Radikaloperation im klassischen Sinne angestrebt, sondern die konservative Attikoantrotomie, bei der das Trommelfell und die noch vorhandenen Gehörknöchelchenanteile erhalten bleiben.*

Wann sollte der offenen Operationstechnik vor den beiden zunächst beschriebenen geschlossenen Methoden der Vorzug gegeben werden? Vor allem bei großflächiger Arrosion der hinteren Gehörgangswand, dann beim Vorliegen einer Labyrinthfistel oder einer schweren Belüftungsstörung der Mittelohrräume. Eine weitere Indikation stellt die soziale/geographische Situation dar. Sind aus der Herkunft, dem Heimatwohnort oder der körperlichen Verfassung eines Cholesteatomerkrankten (z.B. hohes Alter) abzusehen, daß regelmäßige Kontrolluntersuchungen nicht gewährleistet oder gar unmöglich sind, so sollte der Operateur die sicherste Methode zur Entfernung der Knocheneiterung wählen. Dieser Überlegung kommt in Ländern mit geringer Arztdichte sicher eine sehr viel größere Bedeutung zu.

Die Attikoantrotomie verlangt ein sehr exaktes Operieren und die Beachtung bestimmter operativer Maßnahmen, um für den Patienten lästige Nachteile zu vermeiden:

1. Der *Gehörgangseingang sollte weit sein,* um eine günstige Belüftung der angelegten Höhle zu erreichen und den Abgang von Zelldetritus zu erleichtern. Ein enger spaltförmiger Eingang in die Warzenfortsatzhöhle begünstigt die Zurückhaltung von Zelldetritus, die sekundäre Besiedlung der abgestorbenen Zellmassen mit Bakterien und damit die ständige Entzündung der Höhlenauskleidung sowie den sekundären Befall mit Pilzrasen.

2. Die lufthaltigen Zellen müssen unbedingt vollständig ausgefräst werden. Verbleibende *Nischen und Kammern,* beispielsweise im Sinus-

Dura-Winkel oder an der Spitze des Warzenfortsatzes *sind die Ursache einer permanenten Otorrhoe.*

3. Sämtliche *Knochenwände sollen eine glatte Beschaffenheit aufweisen,* Überhänge oder Vorsprünge müssen abgefräst werden, vor allem auch der sog. Facialissporn. Die Knochenschale über dem mastoidalen Facialisabschnitt muß bis auf das Neurilemm abgetragen werden. Die geglätteten Knochenwände der Höhle fördern die Reepithelisierung und verhindern eine umschriebene Ansammlung von Zelldetritus und damit die erneute Bildung von Granulationen. Das Operationsziel ist außer der Entfernung des Cholesteatoms eine möglichst kleine, gut übersichtliche, glattwandige, sich selbst reinigende Höhle. Im übrigen sei auf die detaillierte Darstellung der Operationstechniken von Plester und Zöllner (1980) im Handbuch der Hals-Nasen-Ohren-Heilkunde hingewiesen.

Bei der konservativen Radikalhöhle ist es *nicht erforderlich,* ja oft nicht sinnvoll, *sämtliche Anteile der Cholesteatommatrix zu entfernen.* Werden bestimmte Knochenbezirke von einem entzündungsfreien, trockenen, verhornenden Plattenepithel bedeckt, so ist es unnötig, die bestehende Epitheldecke abzupräparieren. Liegen am Ende der Operation Knochenareale frei, so sollte vielmehr versucht werden, diese beispielsweise mit dem temporär entnommenen Gehörgangslappen zu bedecken, eventuell unter Zuhilfenahme kleiner Thiersch-Läppchen von der Innenfläche des Oberarms oder des Oberschenkels.

Welcher der drei dargestellten Operationsmethoden ist der Vorzug zu geben? Bei der Entscheidung sollten bestimmte Überlegungen Berücksichtigung finden. Es bestehen grundsätzliche Fakten, die für das eine oder andere operative Vorgehen sprechen. Liegt eine ausgedehnte Pneumatisation des Warzenfortsatzes bei einem jungen Patienten vor, der bei der ausführlichen Beratung der einzuschlagenden Therapie die Notwendigkeit zu einem Zweiteingriff als Kontrolloperation etwa zwei Jahre nach der ersten Tympanoplastik einsieht und zusagt, so kann die posteriore Tympanotomie mit Erhalt der hinteren Gehörgangswand vorgenommen werden. Besteht dagegen die gleiche Erkrankung bei einem wenig kooperativen, wenig einsichtigen oder schwer gebrechlichen Patienten oder einem Gastarbeiter, dessen baldige Rückkehr ins Heimatland abzusehen ist, so daß die erforderlichen Kontrolluntersuchungen bzw. der Zweiteingriff nicht vorgenommen werden können, so sollte der konservativen Radikaloperation der Vorzug gegeben werden.

2.4 Nachuntersuchungsergebnisse der verschiedenen Techniken

Nachuntersuchungen an der Tübinger Hals-Nasen-Ohrenklinik durch Heumann (1983) sowie Jahnke et al. (1984) haben ergeben, daß bei der posterioren Tympanotomie die Nachoperation in 30% der Fälle ein Cholesteatomrezidiv aufgedeckt hat. Aus diesem hohen Prozentsatz von Rezidivcholesteatomen ergibt sich also die zwingende Notwendigkeit zur Nachoperation. Die Nachuntersuchungen haben aber eine weitere, sehr wichtige Tatsache ergeben, nämlich, daß sich mehr als die Hälfte der Patienten, denen der Zweiteingriff empfohlen wurde, den Kontrolluntersuchungen und der geplanten Operation entzogen hatten. Die hohe Rezidivquote und die geringe Zuverlässigkeit der Cholesteatompatienten verpflichten den Mikrochirurgen zur deutlichen *Zurückhaltung in der Wahl zur posterioren Tympanotomie.* Hinzu kommt, daß die Ergebnisse der klinikseigenen Nachuntersuchungen von anderen internationalen Statistiken negativ übertroffen werden. So fanden beispielsweise Deguine und Desaulte (1974) bei ihren Patienten in 54% der Fälle Cholesteatomperlen. Die Tatsache, daß das Cholestatomrezidiv bei rund einem Drittel der Erkrankten auftritt und daß sich trotz eingehender präoperativer Beratung mehr als die Hälfte der Patienten der Nachoperation entzieht, hat an der Tübinger Klinik in den vergangenen 10 Jahren eine allmähliche Änderung im operativen Vorgehen herbeigeführt. *Ganz eindeutig wird gegenwärtig der offenen Technik der Vorzug gegeben.* Die Auswertungen der Nachuntersuchungen zeigen bei diesem Vorgehen deutlich bessere Resultate. Die Rezidivquote betrug 13,3%. Die Häufigkeit des Rezidivcholesteatoms ist also bei der offenen Technik ganz eindeutig geringer als bei den geschlossenen Methoden. Dennoch ist die Zahl von 13,3% so hoch, daß in jedem Falle Nachuntersuchungen vorgenommen werden sollten.

3. Zusammenfassung

Zusammenfassend wird also festgestellt, daß die Diagnose Cholesteatom für den Erkrankten eine oft lange Bekanntschaft mit dem behandelnden Hals-Nasen-Ohren-Arzt bedeutet. Der Patient muß zunächst nach Stellung der Diagnose eingehend über die Eigenarten dieser speziellen Form der chronischen Mittelohrentzündung aufgeklärt und beraten werden. Außerdem sollte schon frühzeitig der Hinweis auf die Notwendigkeit der zwei- oder mehrfachen Operation erfolgen. Die Entscheidung zur geschlossenen oder offenen Technik wird von zwei grundsätzlichen

Tatsachen beeinflußt, nämlich von anatomischen Gegebenheiten (pneumatisierter oder sklerosierter Warzenfortsatz) und von der Gesamtpersönlichkeit des Patienten (sozialer Status, Zuverlässigkeit, Kooperationsbereitschaft, körperliche Verfassung). Die Rezidivquote liegt bei den geschlossenen Techniken bei 30%, bei der offenen Methode bei 13,3%. An der Tübinger Univ.-Hals-Nasen-Ohrenklinik wird gegenwärtig nach durchgeführter Tympanoplastik in geschlossener Technik die Zweitoperation angestrebt, im übrigen dem offenen Verfahren der Vorzug gegeben. Die Rezidivhäufigkeit von 30% bzw. 13,3% verpflichtet in jedem Falle zu regelmäßigen Nachuntersuchungen.

Literatur

Abramson MRG, Asarch W, Litton B (1975) Experimental cholesteatoma causing bone resorption. Ann Otol 84:425

Deguine C, Desaulte A (1974) Traitment du Cholesteatome de l'oreille moyenne. Indications de la chirurgie ouverte et fermée. Compte Rendu du Séances 71e Congrès Francais d'O.R.L. de Pathologie cervico-faciale, Paris 181—187

Gantz BJ (1984) Epidermal Langerhans cells in cholesteatoma. Ann Otol 93:150

Heumann H (1983) Das Cholesteatom im Kindesalter. Vortrag, 67. Vers. der Vereinigung Südwestdeutscher Hals-Nasen-Ohrenärzte, Bamberg

Heumann H, Steinbach E (1982) Zur Entstehung des Cholesteatoms als Folge einer experimentell verursachten Mittelohrentzündung. Arch Otorhinolaryngol 235: 577

Jahnke K, Khatib M, Rau U (1984) Ergebnisse der Cholesteatomchirurgie. Vortrag 68. Vers. der Vereinigung Südwestdeutscher Hals-Nasen-Ohrenärzte, Bad Homburg

Jansen C (1963) Die Erhaltung des äußeren Gehörganges bei der Radikaloperation und eine neue Art der Tympanoplastik. Arch Ohr Nas Kehlk Heilk 182:610

Lange W (1925) Über die Entstehung der Mittelohrcholesteatome. Z Hals Nas Ohrenheilk 11:250

Plester D (1979) Chirurgie des Cholesteatoms. Arch Otorhinolaryngol 223:380

Plester D, Zöllner F (1980) Behandlung der chronischen Mittelohrentzündungen. Hals-Nasen-Ohrenheilkunde in Praxis und Klinik, Band 6/II. Georg Thieme Verlag Stuttgart New York

Poppendieck J, Steinbach E (1983) Zur granulierenden Myringitis. Arch Otorhinolaryngol Suppl II 303

Schuknecht HF (1974) Pathology of the Ear. Harvard University Press, p. 218

Steinbach E (1978) Tierexperimentelle Untersuchungen zur Erzeugung von Cholesteatomen. Laryngol Rhinol 57:724

Steinbach E, Grüninger G (1980) Experimental production of cholesteatoma in rabbits by using non-irritants. J Laryngol Otol (Lond) 94:269

Das Akustikusneurinom

T. Haid

1. Einleitung

Das Akustikusneurinom stellt histologisch einen gutartigen Tumor dar. Nur seine Lokalisation liegt sehr ungünstig, im Schädelinneren. Infolge allmählicher Größenzunahme des Tumors führt er unbehandelt infolge Druckwirkung, neben zunehmenden Hirnnervenausfällen und Einklemmungserscheinungen mit Atem- und Kreislaufversagen, schließlich zum Tode des Patienten. 1777 berichtete Sandifort nach einer Autopsie erstmals über einen Tumor im Kleinhirnbrückenwinkel. Cruveilhier erwähnte 1842 die Taubheit als erstes Symptom eines Patienten, der an einem Akustikusneurinom starb. MC Burney operierte 1891 erfolglos einen Patienten mit diesem Tumor. Ballance glückte im Jahr 1894 die Entfernung eines Neurinoms aus der hinteren Schädelgrube. Der Patient überlebte den Eingriff mit einer kompletten Fazialisparese. Von 1900 bis 1917 dauerte die Ära von Cushing. Er plädierte für den bilateralen suboccipitalen Zugangsweg, um das Akustikusneurinom zu entfernen. Er wies auf den einseitigen Hörverlust zur Diagnostik dieses Tumors hin. Der Neurochirurg Dandy, ein Schüler von Cushing, war 1925 der Urheber des unilateralen suboccipitalen Zugangsweges zur hinteren Schädelgrube. Olivecrona war der erste Neurochirurg, der bei der Operation des Akustikusneurinoms den Fazialisnerven zu erhalten versuchte, was ihm in 61% von 415 operierten Patienten gelang. Die Mortalität lag um 20%. Er erkannte, daß sie wesentlich von der Tumorgröße abhängig war. Neben den Neurologen gelang es allmählich den Otologen mit feinen audiologischen, röntgenologischen und vestibulären Verfahren das Akustikusneurinom zu diagnostizieren und zwar zu einem früheren Zeitpunkt. Hierbei tauchte die Frage auf, die vielerorts auch heute noch aktuell ist: Soll ein Patient mit einem kleinen Neurinom gleich nach der Diagnosestellung operiert werden, oder soll man abwarten, bis weitere Hirnnervenausfälle hinzukommen? W. House, ein amerikanischer Otologe, erzielte zu dieser Frage 1961 einen entscheidenden Fortschritt durch die Einführung des Operationsmikroskopes und durch die Entwicklung neuer Operationsverfahren in der Therapie des Akustikusneurinoms. Er entwickelte den transtemporalen und translabyrinthären Zugang durch das Felsenbein zum Kleinhirnbrückenwinkel. Durch diese Verfahren konnte die Mortalität, die Gefahr der Verletzung der Gesichtsnerven oder anderer Hirnnerven auf ein Mindestmaß reduziert werden. Inzwischen werden die Akustikusneurinome otomikrochirurgisch erfolgreich weltweit in klinischen Zentren versorgt (Fisch 1972, Glasscock et al. 1978, Helms 1976, Palva et al. 1981, Plester et al. 1978, Tos u. Thomsen 1982, Wigand u. Haid 1976). Erfahrungsgemäß wächst das Operationsrisiko mit der Tumorgröße. Aus diesem Grund kommt der Früherkennung eine sehr große Bedeutung zu. Eingriffe im Frühstadium des Tumors bieten enorme Vorteile: Die Tumoren können praktisch ohne Mortalität total entfernt werden. Der N.facialis, andere Hirnnerven und das Kleinhirn werden geschont. Ein noch vorhandenes Hörvermögen auf der erkrankten Seite kann in relativ vielen Fällen erhalten werden. Ansätze zur Früherkennung des Neurinoms kommen hauptsächlich aus einer verfeinerten Audiologie, einer verfeinerten Vestibularisprüfung und schließlich durch neue Techniken in der Neuroradiologie.

2. Inzidenz des Akustikusneurinoms

Neurinome des achten Hirnnerven kommen relativ häufig vor. Stewart et al. (1975) fanden sie unter 893 fortlaufenden Felsenbeininspektionen an Leichen in 0,9%, Leonhard u. Talbot (1970) unter 883 in 0,5% und Hardy u. Crowe (1936) unter 250 sogar in 2,4%. Eckermeier et al. (1979) entdeckten in der Wittmaack-Sammlung von 1720 Felsenbeinen 30 Akustikusneurinome (1,7%). Im Meissellabor unserer Klinik wies auch eines von fünfzig Felsenbeinpräparaten zufällig ein Neurinom im inneren Gehörgang auf. 8–10% aller intracraniellen Tumoren stellen sich histologisch als ein Akustikusneurinom heraus (Cushing 1917,

Olivecrona 1967, Plester et al. 1978). Als raumfordernder Prozeß im Kleinhirnbrückenwinkel machen sie zwischen 70% und 80% aus. Nach unserer Erfahrung mit bisher 119 operierten Akustikusneurinomen (zwischen 1974 und 1983) lag der Altersgipfel im 6. Lebensjahrzehnt. Unser jüngster Patient war 17 und der älteste 78 Jahre alt. Das weibliche Geschlecht überwog bei diesem Tumor. Eine Seitenbevorzugung lag nicht vor. Beim sog. Morbus Recklinghausen (Neurofibromatosis) kommen die Neurinome meist bilateral vor. Es sind in der Literatur zahlreiche Namen der Tumore des achten Hirnnerven angegeben worden: Schwannom, Neurilemmom, Neurolemmom, Neurofibrom, um nur einige zu nennen. Der am meisten gebräuchliche Ausdruck ist Akustikusneurinom. In unserer Klinik wird gern auch der Begriff Octavusneurinom verwendet, da es sich um einen Tumor des achten Hirnnerven handelt (Wigand u. Haid 1976).

3. Symptome

Bis heute werden von zahlreichen Ärzten zur Diagnose eines Akustikusneurinoms fast ausschließlich Symptome genannt, die nur bei großen Tumoren im Kleinhirnbrückenwinkel vorkommen (einseitiger Hörverlust, Pelzigkeitsgefühl im Gesicht auf der erkrankten Seite mit abgeschwächtem Cornealreflex, Kopfschmerzen, erhöhter Eiweißgehalt im Liquor u.a.). Die Symptome eines Patienten mit einem Neurinom lassen sich nach den anamnestischen Angaben je nach Tumorgröße wie folgt unterteilen:

1. Beschwerden von seiten des achten Hirnnerven (Hörverlust, Tinnitus, Schwindel)
2. Nachbarsymptome anderer Hirnnerven (Hypästhesie der einen Gesichtshälfte, Fazialisparese auf der erkrankten Seite, Schluckstörung, Doppelbilder)
3. Beschwerden durch Druckwirkung des Tumors am Pons, Kleinhirn oder der Medulla oblongata (Gleichgewichtsstörungen mit Koordinationsstörungen, cerebelläre Ataxie)
4. Fernwirkungen (Verschwommensehen infolge Stauungspapille, Herzrhythmusstörungen, Einklemmungserscheinungen)

Die Symptome von Punkt 1 stellen im allgemeinen Frühsymptome als Hinweis auf einen kleinen Tumor dar. Die restlichen drei Punkte sind Spätsymptome als Hinweis auf einen großen raumfordernden Prozeß mit ungünstiger Prognose. Auf die Frühdiagnostik kommt es an. In manchen Fällen stellt sich trotz einer Frühdiagnostik, d.h. raschen

Diagnoseerkennung nach Auftreten der ersten Symptome, ein großes Akustikusneurinom heraus. Es kann nämlich vorkommen, daß das Erstsymptom (plötzlicher Hörverlust oder Pelzigkeitsgefühl im Gesicht auf der Tumorseite) erst in einem späten Stadium auftritt, in dem der raumfordernde Prozeß bereits relativ groß sein kann. *Ein Warnsignal für den Arzt muß jeder einseitige Hörverlust sein.* Als *Erstsymptom* verspürten die meisten unserer 119 operierten Patienten mit einem Akustikusneurinom eine *einseitige progrediente Gehörbeeinträchtigung* vielfach kombiniert mit einem gleichseitigen Ohrensausen. In mehreren Fällen trat der Hörverlust auch plötzlich wie beim akuten Hörsturz auf. Fluktuationen des Hörvermögens, wie sie für den M.Menière typisch sind, kamen in unserem Krankengut recht selten vor. Bemerkenswert ist die Tatsache, daß zahlreiche Erkrankte ihre Hörstörung subjektiv vorerst nicht bemerkt hatten. Sie wurde rein zufällig durch eine Routineuntersuchung oder beim Telefonieren etc. objektiviert. Überraschenderweise wiesen fünf Patienten ein völlig normales Hörvermögen auf. Wegen Schwindelbeschwerden suchten sie einen Arzt auf. In einigen wenigen Fällen kann sogar als einziges Symptom zu Beginn nur ein *einseitiger Tinnitus* entstehen.

Über *Schwindel als Erstsymptom* klagten nur 12% unserer Neurinompatienten. Relativ selten wird im Anfangsstadium ein Schwindel deutlich verspürt, meist nur nach abrupten Körperbewegungen oder in Form einer Unsicherheit in der Dunkelheit. Der Tumor wächst im allgemeinen relativ langsam. Dadurch kann es zu einer vestibulären Kompensation des Schwindels kommen. Der Zeitpunkt zwischen Erstsymptom und Diagnosestellung des Akustikusneurinoms beträgt im allgemeinen mehrere Jahre. Einige Patienten erschienen sogar erst nach 15 Jahren und mehr in unserer Klinik, als zum Erstsymptom Hörverlust noch andere Symptome hinzukamen (Pelzigkeitsgefühl im Gesicht, Kopfschmerzen etc.). Bei unseren kleinen Neurinomen war diese Zeitspanne meist viel kürzer (wenige Monate bis zwei oder drei Jahre).

4. Pathophysiologie des Akustikusneurinoms

Die Verwertbarkeit der Symptome Hörverlust, Ohrensausen und auch des Schwindels erklärt sich aus der Topografie der Akustikusneurinome. Sie entstehen überwiegend am unteren Vestibularisnerven, seltener am oberen und nur ausnahmsweise am Hörnerven selbst (Henschen 1916; Nager 1969; Ylikoski et al. 1979). Die Zone des Überganges der Neuroglia auf die Schwannsche Scheide liegt am Gleichgewichtsnerven im Gegensatz zum N.facialis oder den anderen Hirnnerven recht weit nach lateral (10 bis 13 mm distal vom Hirnstamm) im allgemeinen noch innerhalb des knöchern begrenzten inneren Gehörganges. Distal davon ist der Ausgangspunkt des Neurinomwachstums zu suchen. Der Tumor beginnt zunächst intrameatal zu wachsen und führt somit in den meisten Fällen zum Hörverlust infolge Druckwirkung am Hörnerven und an Gefäßen oder auch infolge biochemischer Veränderungen der Endolymphe des Innenohres (Silverstein, Schuknecht 1966). Er wächst dann mehr und mehr nach medial in Richtung Kleinhirnbrückenwinkel und verursacht dann, oft erst nach vielen Jahren, die *Spätsymptome* wie z.B. *Sensibilitätsstörungen im Gesicht, Kopfschmerzen oder cerebelläre Ataxie.* Anhand unserer eigenen Operationserfahrungen (Wigand und Haid 1976) erwies sich zusätzlich, daß die laterale Tumorgrenze die Fundusplatte des inneren Gehörganges erreichte, daß bei Nachoperationen von neurochirurgisch angeblich komplett ausgeräumten sog. "medialen" Neurinomen sich Neurinomanteile noch im inneren Gehörgang befanden und daß das Neurinom sogar isoliert im Vestibulum gelegen sein kann. Die Neurinome gehen von den *Schwannschen Zellen* bzw. dem *Perineurium* aus. Sie sind mit einer Tumorkapsel umgeben und enthalten noch kollagenes und retikuläres Bindegewebe. Man unterscheidet den Typ Antoni A und Antoni B. Beim ersten Typ ist das Bindegewebe mehr kompakt mit verlängerten Spindelzellen in typischer Palisadenkonfiguration. Beim zweiten imponiert mehr ein lockeres Bindegewebe, oft mit spongiöser oder zystischer Formation.

5. Größeneinteilung des Akustikusneurinoms

In der Literatur werden zahlreiche Angaben über die Größeneinteilung der Akustikusneurinome gemacht. Wir verhalten uns gemäß einer modifizierten Einteilung nach Fisch (1978):

klein (Typ A)	— intrameatales Neurinom, gerade bis zum Porus acusticus internus reichend
mittelgroß (Typ B)	— nicht mehr als höchstens 15 mm über den Porus acusticus internus hinausreichend
groß (Typ C)	— mehr als 15 mm über den Porus acusticus reichend

6. Diagnostik des Akustikusneurinoms

Wichtige Ansätze zur Früherkennung des kleinen Octavusneurinoms bestehen hauptsächlich in einer verfeinerten Technik von Audiometrie und Vestibularisprüfung, aber auch der Röntgendiagnostik.

In der **Audiologie** stellt die *Tonschwellenbestimmung* eine sehr wesentliche Teiluntersuchung dar. Auf der Tumorseite bestand in unserem Krankengut praktisch immer im Audiogramm eine Verschlechterung der Hörschwelle (Tab. 1), in etwa der Hälfte der Fälle in Form eines Hochtonabfalles. Zu einem beträchtlichen Prozentsatz lag auch eine Taubheit auf der Tumorseite vor (ca. 40%). Ein pancochleärer Hörkurvenverlauf erschien relativ selten und nur einmal ein sog. Tieftonverlust. Im allgemeinen konnten wir feststellen, daß mit der Größe des raumfordernden Prozesses meist auch die sensoneurale Schwerhörigkeit auf der gleichen Seite zunahm. Es gab aber auch Patienten mit einem kleinen Neurinom, die auf dieser Seite taub waren, und Erkrankte mit einem großen raumfordernden Prozeß, die nur eine geringe sensoneurale Hörstörung aufwiesen. *Nach dem Hörkurvenverlauf kann keine Aussage über die Größe des Tumors gemacht werden.*

Die überschwellige Audiometrie zur Differenzierung zwischen einer retrocochleären und einer cochleären Hörstörung erwies sich nach unserer Erfahrung nur in der Hälfte der Fälle als zuverlässig. Da die Hälfte der Octavusneurinome eine cochleäre Innenohrschwerhörigkeit bewirkt, darf in der überschwelligen Audiometrie nicht allein nach retrocochleären Befunden gesucht werden. Die *Hirnstammaudiometrie* (BERA = brainstem evoked response audiometry), bei der durch elektrisch erzeugte akustische Impulse Potentiale abgeleitet werden, liefert sehr wertvolle Informationen, wenn die Hörschwelle auf der Tumorseite nicht schlechter als 60 oder 70 dB gemessen wird (Berg et al. 1984; Selters u. Brackmann 1977; Lehnhardt u. Samii 1982). Bei einer Taubheit kann contralateral, besonders bei großen Tumoren, eine Verlängerung der Hirnstammlaufzeit entstehen.

Die **Gleichgewichtsprüfung** stellt in der Frühdiagnostik ein sehr wichtiges Bindeglied dar. Es besteht eine Diskrepanz zwischen den subjektiv geäußerten Schwindelbeschwerden des Patienten und den vorgefundenen objektiven pathologischen vestibulären Ergebnissen. Alle unsere 119 operierten Patienten hatten in der Vestibularisprüfung pathologische vestibuläre Befunde, die in unseren Augen typisch für ein Octavusneurinom sind – zu Beginn mit Zeichen einer peripher-vestibulären Läsion, später als großer Tumor kombiniert mit zentral-vestibulären Zeichen.

Tabelle 1. Das Akustikusneurinom – pathologische neurootologische Ergebnisse (n = 119)

	klein (n = 16) path/Anzahl		mittelgroß (n = 27) path/Anzahl		groß (n = 76) path/Anzahl		total (n = 119) path/Anzahl	
Tonschwelle	16/16	100%	26/27	96%	75/76	99%	117/119	98%
Lageprüfung	15/16	94%	24/27	89%	70/74	95%	109/117	93%
Kalorische Reaktion	12/16	75%	22/28	79%	73/78	94%	107/122	87%
Tomografie	9/14	64%	15/17	88%	20/26	77%	35/ 43	81%
Stenvers	10/16	63%	20/27	74%	35/59	60%	65/102	64%
Cornealreflex	0/16	0%	3/27	11%	35/75	47%	38/118	32%
N.facialis	0/16	0%	2/26	8%	9/76	12%	11/118	9%

2 doppelseitige Neurinome

Ein *Spontannystagmus* kam in unserem Krankengut nur in etwas mehr als der Hälfte der Fälle vor. Meist schlug er horizontal-rotierend zur gesunden Seite. In Abhängigkeit von der Tumorgröße nahm auch die Häufigkeit des Spontannystagmus sowie dessen zentraler Charakter zu (vertikaler Spontannystagmus, rein rotierender Spontannystagmus, dissoziiert schlagender Spontannystagmus oder gar ein Nystagmus alternans).

Allgemein wird in der Literatur (Cawthorne 1954; Portmann et al. 1975; Torok 1957; House u. Hitselberger 1969 etc.) die *kalorische Prüfung* als die wichtigste vestibuläre Untersuchungsmethode angesehen. Auch in unserem Krankengut von 119 operierten Octavusneurinomen trat häufig ein kalorisches Defizit (87%) auf, d.h. entweder in Form einer Unerregbarkeit oder Untererregbarkeit des Labyrinthes auf der Tumorseite. Interessanterweise zeigte sich in der thermischen Prüfung eine *deutliche Relation der Erregbarkeit in Abhängigkeit zur Tumorgröße*. Bei unseren 16 kleinen Neurinomen entstand nur zu 75% ein kalorisches Defizit, d.h. in einem Viertel der Fälle war die Erregbarkeit seitengleich (Tabelle 1).

Als die empfindlichste Teiluntersuchung zur Frühdiagnostik des Octavusneurinoms stellt sich (zusammen mit der Tonschwellenbestimmung) die *Lageprüfung* heraus (Haid 1981). 93% der Patienten bekamen in der Lageprüfung einen Lagenystagmus (persistierender Nystagmus), Lagerungsnystagmus (transitorischer Nystagmus) oder eine Kombination der beiden. Bei den kleinen Neurinomen war die Aussagekraft der Lageprüfung sogar um annähernd 20% höher als die der kalorischen Prüfung (Tabelle 1). Wie kann man diesen großen Unterschied erklären? Die größere Empfindlichkeit der Lageprüfung gegenüber der kalorischen Prüfung kann nach unserer Meinung darin bestehen, daß die Lageprüfung einen Minimalreiz und die thermische Prüfung einen Maximalreiz darstellt. Zum zweiten kann die Lageprüfung alle drei Bogengänge, das Otolithensystem und höhere Vestibulariszentren aktivieren, während die kalorische Stimulation ausschließlich den horizontalen Bogengang und damit den N.vestibularis superior reizt. Wie wir bereits erwähnt haben, gehen aber die meisten Neurinome vom N.vestibularis inferior aus. Dies können die Ursachen für die größere Aussagekraft der Lageprüfung gegenüber der kalorischen Prüfung sein, besonders bei den kleinen Neurinomen. Die Lageprüfung sollte im Anschluß an die Untersuchung des Spontannystagmus, Blickrichtungsnystagmus und der Blickmotorik erfolgen, auf jeden Fall vor der kalorischen Prüfung. Wir führen folgende Positionen durch (Abb. 1):

zuerst wird der Patient in die Kopfhängelage gebracht, dann in liegender Position – Kopfdrehung nach rechts, dann nach links; anschließend

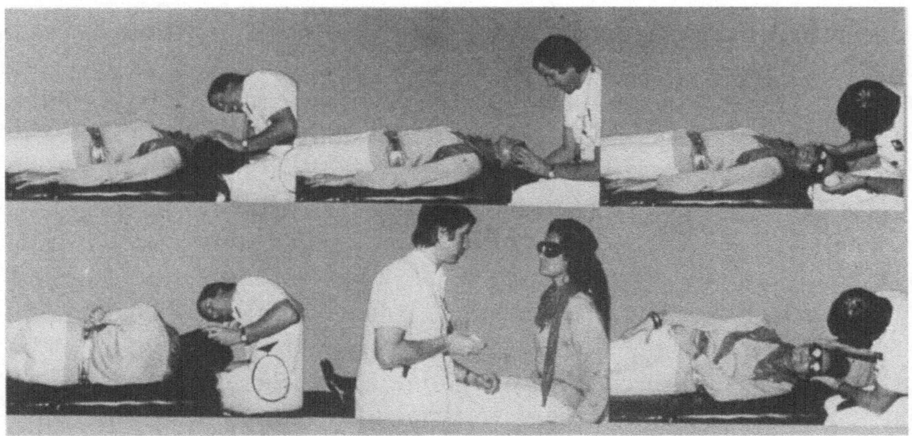

Abb. 1. Bewährte Standardpositionen in der Lageprüfung und Beobachtung des Nystagmus mit der Frenzelbrille

Körperdrehung des Patienten nach rechts und dann nach links und schließlich schnelles Aufsetzen des Erkrankten.

Tritt hierbei kein Nystagmus auf, kann man das *Hallpike-Manöver* empfehlen (kinetische Lageänderung): schnelles Hinlegen mit gleichzeitiger Kopfdrehung des Patienten nach rechts und danach der gleiche Vorgang mit Kopfdrehung zur linken Seite. Am besten ist es, den eventuell auftretenden Nystagmus unter der Frenzelbrille zu beobachten. Das wirklich zuverlässige Unterscheiden eines pathologischen Nystagmus unter der Frenzelbrille von Augeneinstellungen und Bulbusunruhe setzt einen relativ erfahrenen Untersucher voraus und sollte stets vom Arzt durchgeführt werden. Man kann aber auch die Lageprüfung mit ENG-Registrierung vornehmen. Für diese Beurteilung gibt es bestimmte Kriterien, wann ein Nystagmus im ENG pathologisch sein kann oder wann nicht (Haid u. Gavalas 1981).

Die quantitative Erfassung des Nystagmus in der Lageprüfung und die Aufzeichnung der Ergebnisse im Positiogramm sind von großem Vorteil, da so ein progredienter oder regredienter Verlauf durch Kontrolluntersuchungen ins Auge fällt. Nach einem akuten Hörsturz mit vestibulärer Beteiligung, nach einer Neuropathia vestibularis oder bei M.Menière stellen *progrediente pathologische Ergebnisse* in den Kontrolluntersuchungen der Lageprüfung oder langanhaltende Konstanz der quantifizierten Befunde unbedingt eine *Indikation zur weiteren Diagnostik* dar, da sich hinter diesen Bildern ein Octavusneurinom verbergen kann. Auch wenn sich die Frage eines postoperativen Neurinomrezidivs stellt, ist die Lageprüfung mit Quantifizierung der Ergebnisse sehr wichtig. Die thermische Prüfung ist weniger aussagefähig. Bei unvollständiger Ausräumung des Tumors bedeutet eine Intensitätszunahme des Nystagmus in der Lageprüfung auf eine Wachstumsneigung des Tumors. Nach Totalexstirpation des Akustikusneurinoms mit Durchtrennung des N.vestibularis superior und inferior nahm, wie erwartet, die Nystagmusintensität in der Lageprüfung in der Regel stetig ab. Im Idealfall, nach Erreichen einer kompletten vestibulären Kompensation, war meist kein Nystagmus mehr bei dieser Untersuchung zu beobachten.

Ein sog. *Blickrichtungsnystagmus* als Zeichen einer zentral-vestibulären Störung, gestörte Blickmotorik, abgeschwächter Cornealreflex auf der erkrankten Seite zusammen mit den peripher-vestibulären Zeichen (Spontannystagmus, pathologische Lageprüfung, kalorisches Defizit) sind neurootologische Spätsymptome als Zeichen einer sog. "vestibulären Kleinhirnbrückenwinkelsymptomatik" und Hinweis auf einen großen Tumor mit Ausdehnung in den Kleinhirnbrückenwinkel und Druckwirkung an neuralen und vestibulären Strukturen. Diese Spätzeichen kommen praktisch beim kleinen intrameatal gelegenen Octavusneurinom nie vor.

Die Aussagekraft der einfachen **Röntgendiagnostik** zum Nachweis eines Akustikusneurinoms wird leider sehr häufig überschätzt. Es ist äußerst wichtig sich vor Augen zu halten: ein negativer Befund, d.h. eine Röntgenaufnahme ohne ersichtliche Seitendifferenz der inneren Gehörgänge schließt einen Tumor noch lange nicht aus. In unserem Krankengut war die Aussagekraft der *Stenvers-Aufnahmen* überraschend gering, unabhängig von der Tumorgröße (Tabelle 1). Die Tomografie der Felsenbeine erhöhte die Aussage für eine Seitendifferenz auf etwa 80%. Besteht ein röntgenologischer Hinweis auf ein Akustikusneurinom, so liegt bei ampullarer Ausweitung des inneren Gehörganges in seinem lateralen Bezirk bis zum Porus ein Typ Henschen, im porusnahen Anteil ein Typ Brunner vor.

Die letzte diagnostische Gewißheit für ein Akustikusneurinom erreichte man noch bis weit in die siebziger Jahre hinein durch die **Zisterno-Meatografie** (Brown u. Aye 1955), eine spezielle Röntgenuntersuchung mit Kontrastdarstellung des inneren Gehörganges und des Kleinhirnbrückenwinkels nach lumbaler Kontrastmittelgabe und spezieller Lagerung des Erkrankten. Danach löste die segensreiche Computertomografie (Hounsfield 1973) diese Untersuchungsmethode ab.

Bei der **Computertomografie** werden beide innere Gehörgänge in horizontaler Ebene geschichtet. Die Erfassung der vertikalen Ausdehnung des inneren Gehörganges sowie der porusnahen Kleinhirnbrückenwinkelzisterne wird üblicherweise durch Schichtdicken und Schichtabstände von 2 mm gewährleistet. In der routinemäßigen Computertomografie werden nur große Tumoren mit einem Durchmesser von mehr als 2 cm erfaßt. Solche der Größe 1 bis 2 cm werden fraglich dargestellt und kleine, weniger als 1 cm, werden im allgemeinen nicht sichtbar. Eine computertomografische Untersuchung mit intravenöser *Kurzinfusion eines jodhaltigen Kontrastmittels* erhöht die Trefferquote, aber kleine intrameatale Neurinome werden in der Regel trotzdem nicht sichtbar.

Als Methode der Wahl zur Früherkennung des noch kleinen intrameatalen Akustikusneurinoms gilt die Computertomografie mit **Gasmeatografie** (Sortland 1979; Wende 1980; Rettinger et al. 1981). Mit lumbal verabreichter Luft (ca. 2 ml) und spezieller Lagerung des Patienten können sodann mit der Computertomografie diese kleinen intrameatalen Tumoren nachgewiesen werden (Abb. 6). Hierbei ist es wichtig zu wissen, daß der bei dieser Untersuchung aus dem *Liquor* gewonnene *Eiweißgehalt* nicht, wie häufig vermutet, erhöht sein muß. Nach unserer Erfahrung ist die *quantitative Eiweißbestimmung wenig hilfreich,* vor allem in der Diagnostik des kleinen und auch des mittelgroßen Neurinoms. Es zeigte sich eine deutliche Abhängigkeit des Liquoreiweißwertes von der Tumorgröße. Diese Tatsache wurde auch von anderen Autoren berichtet (Hitselberger u. House 1964; Portmann et al. 1975; Plester et al. 1978).

Für die Zukunft kann man wohl auch von der Kernspintomografie (N.M.R. = nuclear magnetic resonance) wertvolle diagnostische Hilfe erwarten.

Über ein anderes röntgenologisches Verfahren zur Erkennung auch kleiner Neurinome berichtete Bornemann. Es handelt sich um ein hochauflösendes speziell zur Szintigrafie des inneren Gehörganges und des Kleinhirnbrückenwinkels entwickeltes Gerät, die sog. cochleomeatale Szintigrafie (CMS).

Wann liegt nun eine *Indikation zur Neuroradiologie,* bzw. zur Computertomografie mit Gasmeatografie vor? Sie stellt immer eine Kostenfrage und eine invasive Untersuchungsmethode dar. Allgemein kann man festhalten: Es sollte eine Indikation zur Computertomografie mit Gasmeatografie bestehen, wenn ein Patient einen einseitigen und ungeklärten sensoneuralen Hörverlust aufweist:

a) von progredientem Charakter
b) mit verlängerter Hirnstammlaufzeit
c) mit einem Lage- oder Lagerungsnystagmus
d) mit einem kalorischen Defizit
e) mit einer Seitendifferenz im Durchmesser der inneren Gehörgänge
f) mit Kombinationen der aufgezählten Punkte a–f (Tabelle 2)

Aus unseren neurootologisch ausgewerteten Resultaten zusammen mit unseren Operationsergebnissen von 119 Patienten mit einem Akustikusneurinom besteht bereits eine Indikation zur Computertomografie

Tabelle 2. Untersuchungen zur Frühdiagnostik des Akustikusneurinoms

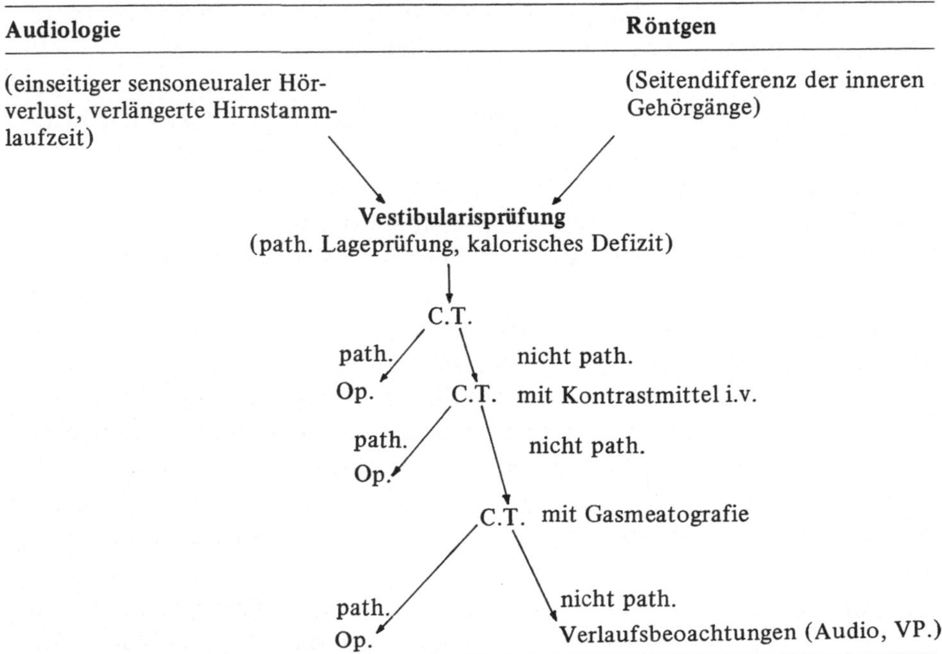

mit Gasmeatografie bei jedem Erkrankten mit einem ungeklärten, vor
allem einseitigen sensoneuralen Hörverlust kombiniert mit einem pathologischen Ergebnis in der Lageprüfung (Lage- oder Lagerungsnystagmus oder Kombination der beiden).

Erfahrungsgemäß entsteht bei einem Patienten mit einem Akustikusneurinom neben einem Lage- oder Lagerungsnystagmus auch relativ
oft ein kalorisches Defizit auf der erkrankten Seite. In mehreren Fällen
hat uns die thermische Prüfung jedoch, im Gegensatz zur Lageprüfung,
in der Diagnosestellung vor allem der kleinen Neurinome im Stich gelassen. Außerdem gibt es im Kleinhirnbrückenwinkel auch histologisch
andere raumfordernde Prozesse (z.B. Meningeome, Epidermoide, Cholesteatome, Aneurysmen), die nach unseren Beobachtungen sehr oft
eine völlig seitengleiche kalorische Erregbarkeit, aber immer einen
pathologischen Nystagmus in der Lageprüfung aufwiesen. Aus diesem
Grund stellt ein pathologisches Resultat in der Lageprüfung zusammen
mit einer ungeklärten, einseitigen sensoneuralen Gehörbeeinträchtigung eines Patienten bereits eine Indikation zur neuroradiologischen
Abklärung dar, um einen Tumor im inneren Gehörgang oder Kleinhirnbrückenwinkel nachzuweisen bzw. auszuschließen (Haid et al.
1981). Mit diesem Vorgehen an unserer Klinik bei Patienten mit der
oben erwähnten Symptomatik hatte etwa jeder sechste Erkrankte einen
Tumor.

Am besten geht man bei der Neuroradiologie so vor, daß zuerst nur eine herkömmliche Computertomografie angefertigt wird. Wird hierbei kein Tumor sichtbar, sollte eine Wiederholung dieser Untersuchung nach intravenöser Kurzinfusion eines jodhaltigen Kontrastmittels erfolgen. Liegt dann immer noch kein eindeutiges Indiz für einen raumfordernden Prozeß vor, sollte als letztes die Computertomografie mit Gasmeatografie angestrebt werden, die schließlich normalerweise letzte diagnostische Gewißheit für ein Akustikusneurinom (oder auch kein Neurinom) liefert (Tabelle 2).

7. Therapie

Als Ziel der Frühdiagnostik wird ein Akustikusneurinom in dem Stadium gewünscht, in dem es noch so klein ist, daß es ohne Gefahr für den Patienten operiert werden kann. Die Operationsresultate, insbesondere der kleinen und mittelgroßen Neurinome, haben gezeigt, wie wichtig die Frühdiagnostik ist. Für kleine intrameatale oder höchstens 15 mm in den Kleinhirnbrückenwinkel ragende mittelgroße Tumoren hat sich der otomikrochirurgische **transtemporale Zugangsweg** (House 1961) durch die mittlere Schädelgrube allgemein bewährt. Das Labyrinth bleibt uneröffnet, somit kann das Hörvermögen erhalten bleiben. Für die Entfernung größerer Akustikusneurinome wählen die meisten Otologen den **translabyrinthären Weg.** Der Nachteil liegt jedoch darin, daß das Labyrinth weggebohrt werden muß, um zum inneren Gehörgang und Kleinhirnbrückenwinkel zu gelangen. Dabei geht ein noch vorhandenes Hörvermögen verloren. Die Neurochirurgen benutzen den **suboccipitalen lateralen Operationsweg** (Dandy 1925) und bohren den inneren Gehörgang von hinten auf (Rand u. Kurze 1967; Samii u. Penkert 1984). Hierbei kann man die im Fundus des inneren Gehörganges gelegenen Neurinomanteile nicht mit Sicherheit überblicken ohne wichtige Strukturen des Innenohres zu verletzen. Dieser Zugang hat den Nachteil, daß das Kleinhirn durch Spateldruck verletzt werden kann, und der N.facialis erst hinter dem Tumor oder am Austrittspunkt des Stammhirns zu erkennen ist, so daß er leicht bei einem ausgedehnten Tumor verletzt werden kann ebenso wie die caudalen Hirnnerven. Einen den Neurochirurgen ähnlichen Weg stellt der von Sterkers gewählte retrosigmoidale Zugang dar. Für sehr große Akustikusneurinome, die sich kaudal zum Foramen magnum hin, nach vorn zum clivus oder über den Bulbus jugularis entwickeln, wird ein kombiniertes translabyrinthär-transsigmoidales Vorgehen empfohlen (House u. Hitselberger 1969; Glasscock et al. 1978). De la Cruz erwähnt hierfür auch den transcochleären Weg. Seit 2 Jahren sind wir mit Erfolg dazu übergegangen, auch größere Akustikusneurinome auf dem sog. erweiterten transtemporalen Zugang auszuräumen (Wigand et al. 1982). Dieser otomikrochirurgische Zugang wird daher näher erläutert.

7.1 Operationstechnik der erweiterten transtemporalen Meatotomie

In Intubationsnarkose liegt der Patient auf dem Rücken, die kranke Seite des Kopfes nach oben und zur Seite gelagert. Zur Druckentlastung des Kopfes sollte der Operationstisch leicht schräg nach unten gekippt sein, wodurch der Kopf höher zu liegen kommt als die Füße. Der Operateur sitzt vor dem Kopf des Erkrankten. Die Schnittführung mit dem elektrischen Messer verläuft knapp hinter der Ohrmuschel beginnend nach oben zur regio temporalis und dann steil bogenförmig nach unten knapp vor der Haargrenze bis zum Bereich des Jochbogens (zeltförmig), anschließend y-förmiger Schnitt durch den M.temporalis, Anlegen eines Bohrloches und Aussägen eines etwa 5x4 cm großen Knochendeckels mit duraschonendem Bohrer und Säge. Der größere Teil des Knochendeckels muß vor der Mittellinie des äußeren Gehörganges zu liegen kommen, damit man später in einen günstigen Operationswinkel zum inneren Gehörgang und Kleinhirnbrückenwinkel gelangt. Es folgt vorsichtiges Ablösen der Dura vom Felsenbein bis zur hinteren und vorderen Begrenzung der mittleren Schädelgrube. Danach wird der mechanische Duraretraktor nach Fisch eingesetzt und die Operation unter Benutzung des Mikroskopes fortgeführt. Die A.meningea media wird dargestellt und in manchen Fällen sogar reseziert: Stillung von Blutungen mit der bipolaren Pinzette und mit Hilfe von Tabotamp oder mit in Fibrinkleber[1] getränkter Gelatine. Der N.petrosus superficialis major, der zum Ganglion geniculi des N.facialis führt, wird identifiziert. Danach wird mit dem Diamantbohrer an der Eminentia arcuata die sog. "blue line" des canalis semicircularis superior dargestellt. Die "blue line" und der N.petrosus superficialis major bestimmen die Winkelhalbierende, die als Leitweg zum inneren Gehörgang führt. Der innere Gehörgang wird dann mit dem Diamantbohrer bis zur Dura vom Fundus bis zum Porus acusticus internus und soweit als nur möglich in seiner Zirkumferenz nach anterior und posterior entwickelt. Der Tumor schimmert in typischer Weise gelblich-rötlich durch. Zur exakten Identifikation des N.facialis wird die crista vertikalis (Bill's bar) dargestellt. Weiter wird der Knochen am Felsenbein hinter dem oberen vertikalen Bogengang und hinter dem inneren Gehörgang soweit zurückgeschliffen, daß die Dura der hinteren Schädelgrube sichtbar wird. In der vorderen Begrenzung des canalis acusticus internus wird der Knochen soweit zurückgeschliffen, daß man parallel kurz vor den N.petrosus superficialis major gelangt. Große Vorsicht gegenüber der Schnecke ist geboten! In manchen Fällen muß der sinus petrosus superior reseziert werden. Nach Eröffnen der meatalen und porusnahen Dura stößt man auf das Akustikusneurinom (Abb. 2). Es folgt die vorsichtige Präparation des Neurinoms vom N.facialis und N.cochlearis unter Mikrokoagulation der sichtbaren Tumorgefäße. Nach distaler und proximaler Durchtrennung des oberen und unteren Vestibularnerven kann schließlich das Neurinom exstirpiert werden. Auf die im Bereich des Porus acusticus internus liegende A.cerebellaris anterior inferior (AICA) und andere Hirngefäße muß geachtet werden. Nach der Tumorentfernung wird eine relativ große Fascie und Muskelplombe gelegt, über den eröffneten inneren Gehörgang und zur Auskleidung der eröffneten Dura zur hinteren Schädelgrube und im Bereich des Porus acusticus internus, und mit Fibrinkleber fixiert. Diese Plombe deckt auch die eröffneten pneumatisierten Zellen im Felsenbein mit ab. Anschließend wird auf dem Felsenbein ein Stück Lyo-Dura angebracht und ebenfalls mit Fibrinkleber

---

1 Tissucol® der Fa. Immuno

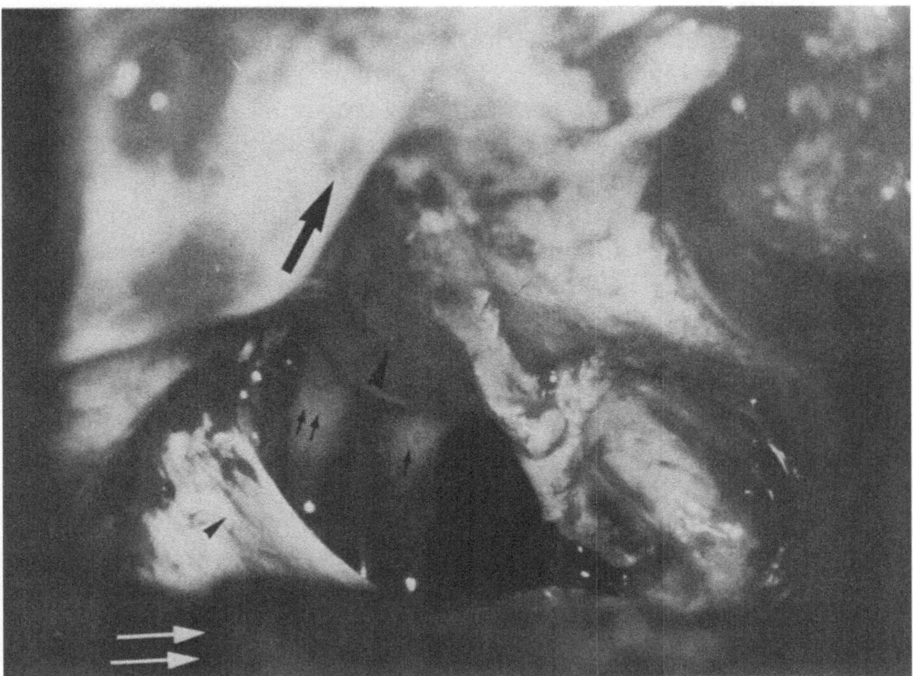

Abb. 2. Operationssitus (Mikroskop) eines Patienten mit einem intrameatalen Octavusneurinom auf der linken Seite auf dem erweiterten transtemporalen Zugangsweg durch die mittlere Schädelgrube.

➡ = "blue line" des canalis semicircularis superior

▶ = intrameatales Neurinom

→ = Nervus vestibularis superior (darunter im Bild nicht sichtbar
→   N.vestibularis inferior)

→ = Nervus facialis (unterhalb davon nicht sichtbar N.cochlearis)

▶ = Dura der hinteren Schädelgrube, bzw. cerebelläre Dura über dem
    Kleinhirnbrückenwinkel

➡ = hochverlagerte Dura des lobus temporalis durch den Spatel des
➡   Fisch-Retraktors

fixiert. Abschließend erfolgt Einsetzen und Fixierung des Knochendeckels mit Mersilene. Zwischen den Knochenrändern wird aufbewahrtes Knochenmehl eingelegt und mit Gewebekleber befestigt; es schließt sich an die Naht der Temporalismuskulatur, das Einlegen einer Redon-Drainage und der Wundverschluß.

7.2 Operationsergebnisse

Betrachten wir die *Operationsergebnisse* der Akustikusneurinome, so besteht ein eindeutiger Zusammenhang zwischen diesen und der Tumorgröße. Die Otologen berichten bei den kleinen und auch mittelgroßen Neurinomen über eine Mortalität von 0% (Fisch 1972; Glasscock et al.

1972; Tos u. Thomsen 1982; House 1960; Wigand et al. 1981; Sterkers 1981). Der N.facialis kann nahezu immer geschont werden. Eine vorübergehende inkomplette periphere Fazialisparese kann als Ödemfolge des Nerven für kurze Zeit eintreten. Erfreulicherweise kann das Hörvermögen der Patienten mit einem Neurinom in 25%–50% erhalten werden, wenn der Operationsweg über die mittlere Schädelgrube gewählt wird und das Labyrinth uneröffnet bleibt. Es gelang auch, in manchen Fällen die Hörfunktion bei den großen Octavusneurinomen zu schonen (Wigand et al. 1982; Sterkers 1981). Auch bei den Neurochirurgen sind die Komplikationen seit der Einführung des Operationsmikroskopes erheblich gesenkt worden. In der Pionierzeit von Cushing, Dandy und Olivecrona lag die Mortalität mit 10% bis 40% noch recht hoch und konnte mit Hilfe der Mikrochirurgie auf 0% bis 5% auch bei großen Akustikusneurinomen reduziert werden (Koos 1977; Rand u. Kurze 1967, Samii u. Penkert 1984). Eine Erhaltung der Fazialisnervenfunktion wird mit 80–90% der Fälle angegeben. Die Neurochirurgen berichten auch über eine erfolgreiche operative Erhaltung des Hörnerven bzw. eine Beibehaltung des Hörvermögens auf der Tumorseite in mehreren Fällen. Sie erwähnen ebenfalls die Wichtigkeit einer Frühdiagnostik, um die Mortalität möglichst gering zu halten, die Fazialisfunktion zu erhalten und um das Hörvermögen auf der operierten Seite zu retten.

Hirsch et al. (1979) berichten über eine konservative Behandlungsmöglichkeit durch die sog. **stereotaktische Radiochirurgie.** In 8 von 9 bestrahlten Patienten mit einem Akustikusneurinom wurde ein Wachstumsstillstand erreicht. In keinem Fall kam es zu einer Schädigung des N.facialis und das Hörvermögen verschlechterte sich in den meisten Fällen nur geringfügig. Diese Behandlungsmethode hat sich aber bis jetzt weitläufig nicht durchgesetzt.

7.3 Indikation zur Operation

Allgemein besteht unter den Ärzten eine lebhafte Diskussion — soll man ein diagnostiziertes kleines Akustikusneurinom mit seiner geringen Symptomatik gleich operieren, oder soll man besser abwarten und Verlaufsbeobachtungen durchführen? Es wird zahlreiche Ärzte geben, die abwarten, bis eine weitere Symptomatik hinzukommt oder noch mehr Hirnnerven geschädigt sind und dann erst operieren. Gewiß, die Entscheidung zu einer Schädeloperation eines Patienten mit einem Akustikusneurinom ist nicht leicht. Die Operationsergebnisse, vor allem der kleinen und mittelgroßen Neurinome, haben aber gezeigt, daß sie relativ gefahrlos herausoperiert werden können, vorausgesetzt

der Erkrankte befindet sich in einem operablen Zustand. Es muß somit
immer wieder darauf hingewiesen werden, wie wichtig die Früherkennung des Octavusneurinoms ist. Dazu ist es Voraussetzung, daß der
Patient mit seinen Ohrbeschwerden rechtzeitig einen Arzt aufsucht.
Wird audiometrisch vor allem eine einseitige sensoneurale Hörstörung
diagnostiziert, so muß neben der Hirnstammaudiometrie und den Rönt-
genübersichtsaufnahmen der Felsenbeine eine exakte Vestibularisprüfung
mit Hauptaugenmerk auf die Lageprüfung und kalorische Prüfung durchgeführt werden. Daraus folgt schließlich die Indikation zur Neuroradiologie (Tabelle 2).

7.4 Kasuistik

Zum Schluß soll ein Fallbericht zeigen, daß man sich in der Vestibularisprüfung nicht allein auf die kalorische Prüfung verlassen kann.

Der 52jährige Patient verspürte seit vier Jahren ein Nachlassen des Hörvermögens
auf der rechten Seite, verbunden mit einem permanenten Ohrenpfeifen. Interessanterweise spürte er keinerlei Schwindelgefühle.

Im Audiogramm imponierte ein geringer sensoneuraler Hörverlust in Form eines
Tieftonverlustes auf der rechten Seite (Abb. 3). Dieser Hörkurvenverlauf kommt
nach unserer Erfahrung bei einem Akustikusneurinom sehr selten vor (siehe Seite
26). Das Sprachaudiogramm wies auf der Tumorseite überhaupt keine Diskrimi-
nation auf. Auch der Carhart-Test deutet auf keine retrocochleäre Läsion hin. In der
Hirnstammaudiometrie bestand auf beiden Seiten eine verlängerte Hirnstammlaufzeit.

Auf den Röntgenaufnahmen nach Stenvers war eine geringe Seitendifferenz der
inneren Gehörgänge erkennbar.

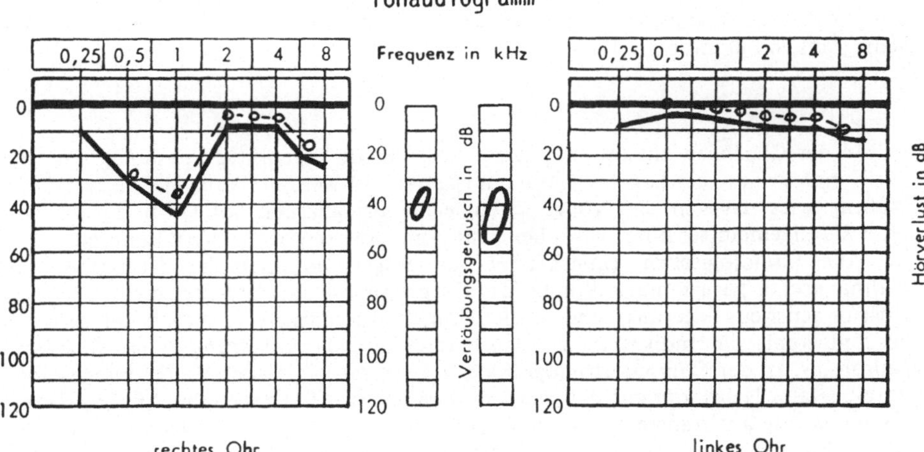

Abb. 3. Das Audiogramm eines 52jährigen Patienten mit einem kleinen Akustikusneurinom auf der rechten Seite zeigt einen geringgradigen sensoneuralen Hörverlust
in den tiefen Frequenzen auf der erkrankten Seite

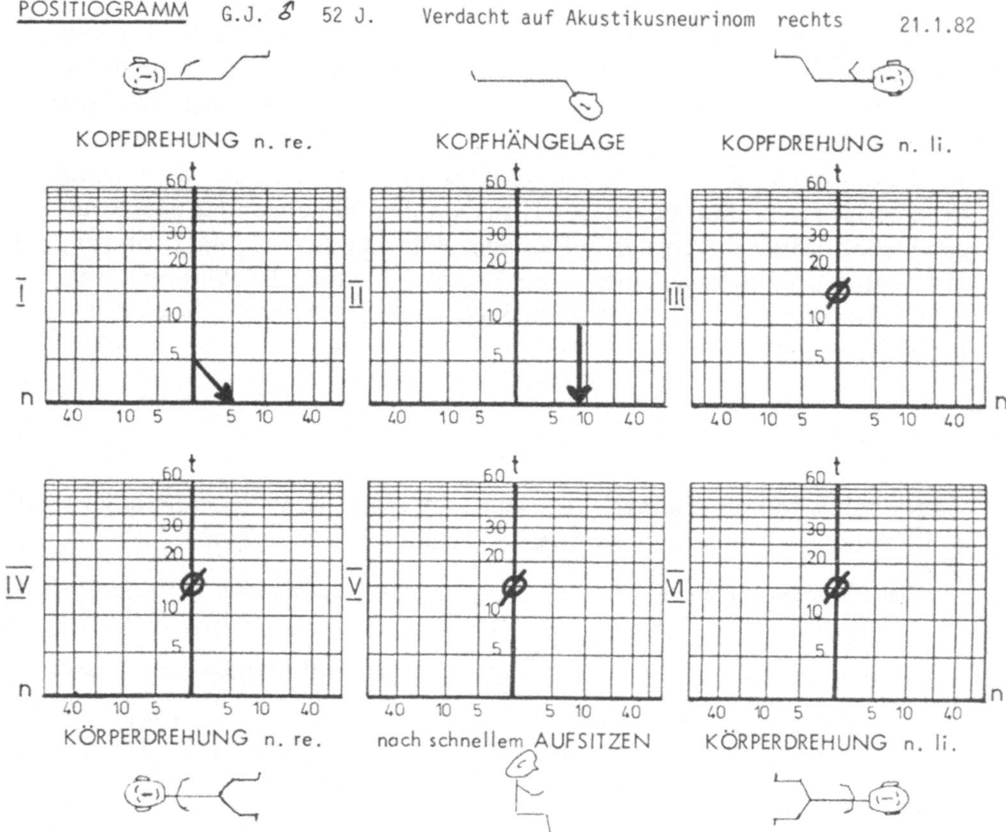

Abb. 4. Das Positiogramm zur Quantifizierung des Nystagmus in der Lageprüfung des gleichen Patienten wie in Abb. 3. Es trat präoperativ in 2 Positionen ein Lagerungsnystagmus auf. Bei der Kopfdrehung nach rechts entstand ein diagonaler Nystagmus nach links unten mit der Schlagzahl von 5 und einer Dauer von 5 Sekunden. In der Kopfhängelage zeigte sich ein vertikaler Nystagmus nach unten mit der Schlagzahl von 8 und einer Dauer von 10 Sekunden

In der Gleichgewichtsprüfung zeigte sich nur die Lageprüfung pathologisch. In 2 Positionen konnte ein Lagerungsnystagmus ausgelöst werden (Abb. 4). Die kalorische Prüfung wies dagegen eine völlig seitengleiche Erregbarkeit auf (Abb. 5), die wir, öfter als allgemein vermutet wird, bei Neurinompatienten beobachten konnten.

Aus audiologischen (ungeklärter, einseitiger sensoneuraler Hörverlust mit pathologischer Hirnstammaudiometrie), röntgenologischen (Erweiterung des rechten Meatus acusticus internus) und vestibulären (pathologische Lageprüfung) Gründen bestand somit die Indikation zur neuroradiologischen Abklärung eines Akustikusneurinoms. In der Computertomografie mit Gasmeatografie konnte ein kleines noch intrameatales Neurinom auf der rechten Seite nachgewiesen werden (Abb. 6). Dieser Tumor wurde auf transtemporalem Weg durch die mittlere Schädelgrube exstirpiert und stellte sich histologisch als ein Neurinom heraus. Der N.facialis wurde komplett erhalten und war voll funktionstüchtig. Der N.cochlearis konnte leider nicht erhalten bleiben, da er in den Tumor einstrahlte. In den postoperativen Verlaufskontrollen der Vestibularisprüfung zur Feststellung des vestibulären Kompensationsvorganges konnte

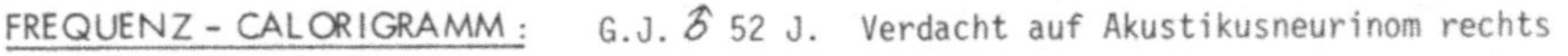

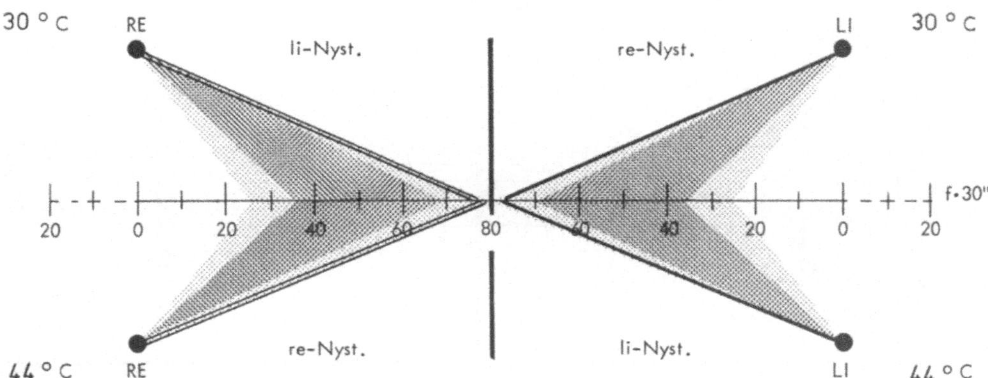

Abb. 5. Das Ergebnis der kalorischen Prüfung im Frequenz-Kalorigramm des gleichen Patienten wie in Abb. 3 und 4. Trotz des Octavusneurinoms auf der rechten Seite trat eine völlig seitengleiche kalorische Erregbarkeit auf. In allen vier Spülungen entstand während der Kulminationszeit von 30 Sekunden eine Schlagzahl von annähernd 80

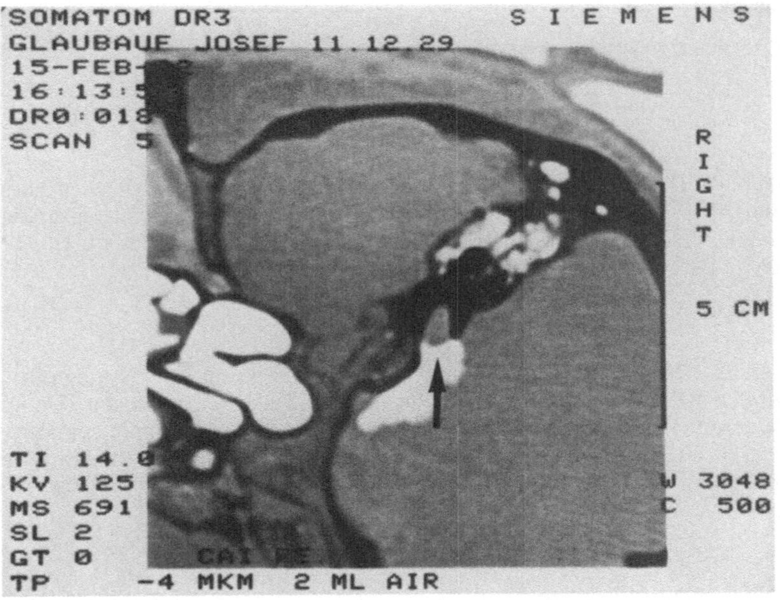

Abb. 6. Gleicher Patient wie in den Abb. 3–5. Im Computertomogramm mit Gasmeatografie sieht man auf der rechten Seite einen kleinen intrameatalen Tumor *(Pfeil)*, der sich histologisch als ein Neurinom herausstellte

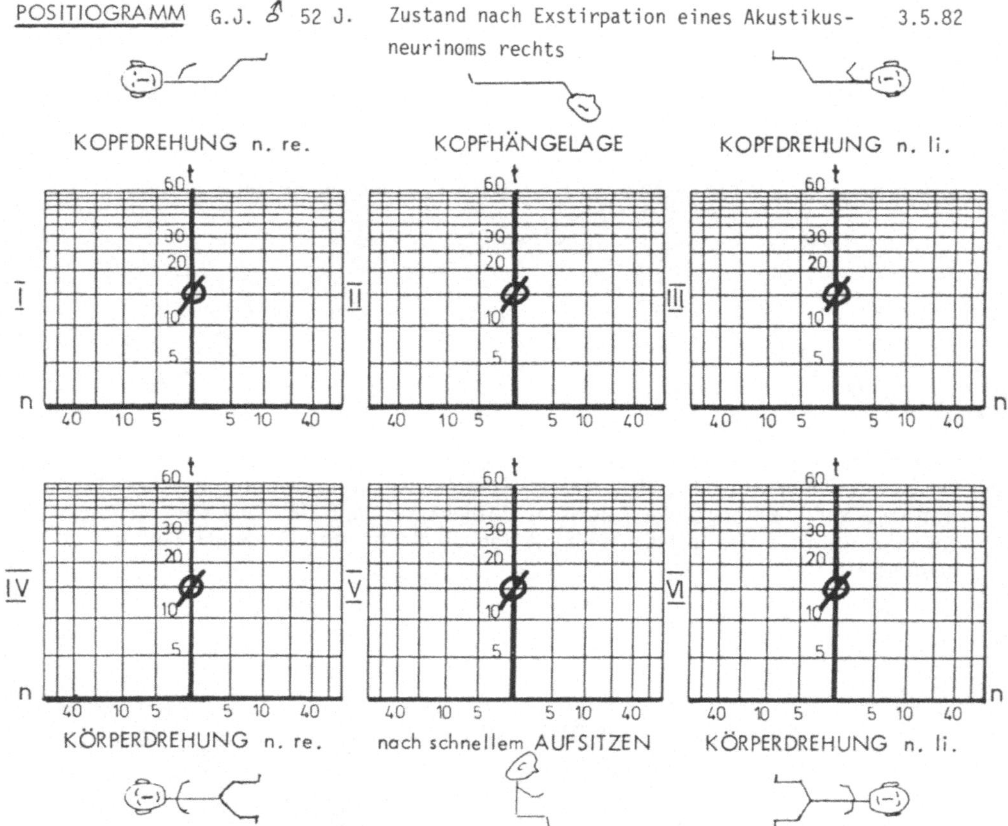

Abb. 7. Das postoperative Ergebnis der Lageprüfung des gleichen Patienten wie in den Abb. 3–6. Bereits 3 Monate nach der Exstirpation des intrameatalen Neurinoms trat kein Nystagmus mehr in der Lageprüfung auf als Hinweis auf eine hervorragende vestibuläre Kompensationsleistung

bereits 3 Monate nach dem Eingriff in der Lageprüfung kein Nystagmus mehr nachgewiesen werden (Abb. 7). Auch die übrigen Teiluntersuchungen (Untersuchung des Spontannystagmus; die Stuhlpendelung; Prüfung der vestibulo-spinalen Reaktionen) wiesen auf eine komplette Kompensation hin. Der Patient ist sehr zufrieden. Er ist schwindelfrei, wieder normal belastbar und voll berufsfähig.

8. Zusammenfassung

Mit dem hier vorgelegten Beitrag wird anhand eines großen Krankengutes von 119 operierten Patienten mit einem Akustikusneurinom auf die Wichtigkeit einer Frühdiagnostik des noch kleinen Neurinoms hingewiesen. Als Leitsymptom wird vom Erkrankten meist nur ein einseitiger Hörverlust mit oder ohne Ohrensausen angegeben. Dies ist durch die topografische Lage des Tumors im inneren Gehörgang erklärbar, der dort intrameatal zu wachsen beginnt. Schwindel als Erstsymptom entsteht gar nicht so häufig, obwohl das Neurinom vom Vestibularisnerven ausgeht.

Zur **Früherkennung** des Akustikusneurinoms erwies sich die *Tonschwellenbestimmung* (auch die Hirnstammaudiometrie) in Verbindung mit der *Lageprüfung* als sehr zuverlässig. Die Stenvers-Aufnahmen versagten in nahezu 40% der Fälle. Sie haben nur im Falle eines pathologischen Befundes Aussagekraft, d.h. nur bei einer Seitendifferenz der inneren Gehörgänge.

Es wurden die Indikationen zur Computertomografie, am besten mit Gasmeatografie zur Erfassung auch der kleinen Tumoren, erörtert. Anhand der Operationsergebnisse wurde die Wichtigkeit der Frühdiagnostik aufgezeigt.

Die Aufgabe vor allem des HNO-Arztes sollte es sein, jede vom Patienten angegebene vor allem einseitige Hörstörung genau audiometrisch abzuklären. Wird hierbei eine einseitige sensoneurale Schwerhörigkeit festgestellt, so muß als nächster Schritt eine exakte neurootologische Abklärung erfolgen.

Literatur

Ballance E (1907) Some points in the surgery of the brain and its membranes. London, Macmillan and Co, p 276

Berg M, Fischermeier J, Hoth S, Haid T (1984) Selektivität und Spezifität der Hirnstammaudiometrie — eine klinische Fallstudie an verschiedenen Krankheitsbildern. Archiv für HNO, Suppl S 117/84 II

Bornemann H (1984) Die cochleomeatale Szintigrafie– CMS. HNO 32:155

Brown FM, Aye RC (1955) Myelographic demonstration of the basilar artery. Am J Roentgenol 73:32

Brunner H (1936) Otologische Diagnostik der Hirntumoren. Urban und Schwarzenberg, Berlin

Cawthorne T (1954) Positional nystagmus. Ann Otol (St. Louis) 63:481

Cruveilhier J (1842) Anatomie Pathologique du Corps Humain, Part II, 26, Paris, p 1

Cushing H (1917) Tumors of the nervus acusticus and the syndrome of the cerebellopontine angle. WB Saunders Co, Philadelphia

Dandy WE (1925) An operation for the total removal of cerebellopontine (acoustic) tumors. In: Surg Gynecol Obstet, vol 16:129

De La Cruz. Persönliche Mitteilung

Eckermeier L, Pirsig W, Müller D (1979) Histophatology of 30 non-operated acoustic schwannomas. Arch Otorhinolaryngol 222:1

Fisch U (1978) Otomikrochirurgische Behandlung des Akustikneurinoms. In: Kleinbrückenwinkeltumoren, Diagnostik und Therapie. Plester, Wende, Nakayama Springer, Berlin Heidelberg New York

Glasscock ME, Hays JW, Jackson CG, Steenerson RL (1978) A onestage combined approach for the management of large cerebellopontine angle tumors. Laryngoscope 10:1563

Haid T (1981) Früherkennung des Akustikusneurinoms durch quantitative Neurotologie und radiologische Feindiagnostik. Habilitationsschrift, Verlag Frühmorgen, München

Haid T, Gavalas G (1981) Untersuchung des Lagewechseltestes mit Hilfe der Elektronystagmografie und der Frenzelbrille. Gesellschaft für Neurootologie und Äquilibriometrie. Verlag Editorial Publisher, edition mip, Hamburg

Haid T, Rettinger G, Berg M, Wigand ME (1981) Neurootologische Frühdiagnostik des Akustikusneurinoms. HNO 29:357

Hallpike CS (1955) Die kalorische Prüfung. Pract Otorhinolaryngol (Basel) 17:302

Hardy M, Crowe SC (1936) Early asymptomatic acoustic tumors. Report of six cases. Arch Surg 32(2):292

Helms J (1976) Chirurgie der Innenohrerkrankungen. HNO 25:333

Henschen F (1916) Zur Histologie und Pathogenese der Kleinhirnbrückenwinkeltumoren. Arch Psychiatr Nervenkr 56:20

Hirsch A, Norén G, Anderson H (1979) Audiologic findings after stereotactic radiosurgery in nine cases of acoustic neurinomas. Acta Otolaryngol 88:155

Hitselberger WE, House WE (1964) Cerebrospinal fluid protein findings. Arch Otolaryngol 80:706

Hounsfield GW (1973) Computerized transverse axial scanning (tomography). part 1, description of system. Br J Radiol 46:1016

House WF (1961) Surgical exposure of the internal auditory canal and its contents through the middle cranial fossa. Laryngoscope 71:1363

House WF, Hitselberger WE (1969) The middle fossa approach for removal of small acoustic tumors. Acta Otolaryngol 67:413

Koos W (1977) Die Mikrochirurgie als Voraussetzung für Fortschritte in der Behandlung des Akustikusneurinoms. Wien Med Wochenschr 8:246

Lehnhardt E, Samii M (1982) Neurotologische Diagnostik bei Tumoren der hinteren Schädelgrube − verzögerte akustische evozierte Potentiale auch auf der Gegenseite. Laryngol Rhinol Otol 61:501

Leonhardt J, Talbot M (1970) Asymptomatic acoustic Neurilemmoma. Arch Otolaryngol 91:117

MC Burney C, Starr M (1893) A contribution to cerebral surgery: diagnosis, localization and operation for removal of three tumors of the brain: with some comments upon the surgical treatment of brain tumors. Am J Med Sci CV:361

Nager GT (1969) Acoustic neurinomas: pathology and differentialdiagnosis. Arch Otolaryngol 89:252

Olivecrona H (1967) Acoustic tumors. J Neurosurg 26:6

Palva T, Troupp H, Juahiainen J (1981) Team surgery for acoustic neurinomas and the preservations of hearing. Acta Otolaryngol 91:37

Plester D, Wende S, Nakayama N (1978) Kleinhirnbrückenwinkeltumoren. Springer, Berlin Heidelberg New York

Portmann M, Sterkers J, Carachon M, Chouard H (1975) The internal auditory meatus. Edinburgh London New York

Rand RW, Kurze T (1967) Micro-neurosurgery in acoustic tumors (suboccipital transmeatal approach). Trans Am Acad Ophtal Otolarynol 71:682

Rettinger G, Haid T, Wigand ME (1981) Die computertomografische Frühdiagnostik des Akustikusneurinoms durch Luftfüllung des inneren Gehörganges. Ein Vergleich zur Meatografie mit öligen Kontrastmitteln. HNO 29:73

Samii M, Penkert G (1984) Gesichtsnerven- und Hörfunktionserhaltung bei 130 mikrochirurgischen Akustikusneurinom-Operationen. Act Neurol 11:39

Schuknecht HF (ed) The pathophysiology of angle tumors. In: Wolfson RJ (ed) The vestibular system and its diseases

Sandifort E (1777) Observations Anatomico — Pathologicae. Lugduni Batavorum, Chap. IX, pp. 116

Selters W, Brackmann D (1977) Acoustic tumor detection with brainstem electric response audiometry. Arch Otolaryngol 103:181

Silverstein H, Schuknecht HF (1966) Biochemical studies of inner ear fluid in man. Arch Otolaryngol 84:395

Sortland O (1979) Computed tomography combined with gas cisternography for the diagnosis of expanding lesions in the cerebellopontine angle. Neuroradiol 18:19

Sterkers JM (1981) Retro-sigmoid approach for preservation of hearing in early acoustic neuroma surgery. In: Samii M and Jannetta PJ (ed) The Cranial Nerves. Springer, Berlin Heidelberg New York

Stewart TJ, Liland J, Schuknecht HF (1975) Occult Schwannomas of the vestibular nerve. Arch Otolaryngol 101:91

Torok N (1957) The culmination phenomenon and frequency pattern of thermic nystagmus. Acta Otolaryngol (Stockholm) 48:530

Tos M, Thomsen J (1982) The price of preservation of hearing in acoustic neuroma surgery. Ann Otol Rhinol Laryngol 91:240

Wende S (1980) Die kombinierte Anwendung von Computertomografie und Luftzisternografie bei Kleinhirnbrückenwinkeltumoren. Fortschr Röntgenstr 132: 6,666

Wigand ME, Haid T (1976) Labyrinthäre Durchbrüche des Octavusneurinoms: otochirurgische Aspekte. Arch HNO-Heilk 213:415

Wigand ME, Haid T, Berg M, Rettinger G (1981) Early diagnosis and transtemporal removal of small nerve VII and VIII tumors. In: Samii M and Jannetta PJ (ed) The Cranial Nerves. Springer, Berlin Heidelberg New York

Wigand ME, Haid T, Berg M, Rettinger G (1982) The enlarged transtemporal approach to the cerebello-pontine angle. Technique and indications. Acta Otorhinol ital 2:571

Ylikoski J, Collan Y, Palva T (1979) Functional and histological findings in acoustic neuroma. ORL 41:33

Ultraschalldiagnostik der Nasennebenhöhlen

W. Mann

1. Einleitung

Die gesunde Nasennebenhöhle stellt einen lufthaltigen Raum dar, der von mit Schleimhaut bedeckten knöchernen Wänden umschlossen ist. Pathologische Prozesse im Sinusbereich sind mit Änderung der Stoffdichte im Sinuslumen und/oder einer Veränderung des Wandaufbaus verbunden. Neben Inspektionsbefund, Diaphanoskopie und Probespülung basiert die Diagnostik von Nasennebenhöhlenerkrankungen heute vor allem auf der Befunderhebung im Röntgenbild. Dabei hat wie in anderen Gebieten der Medizin die Ultraschalluntersuchung in den letzten Jahren auch in der Nebenhöhlendiagnostik ihren festen Platz unter den verschiedenen diagnostischen bildgebenden Verfahren eingenommen.

2. Physikalische Grundlagen

Bei der Ultrasonographie werden Ultraschallwellen in das Gewebe eingeleitet und ihre reflektierten Impulse an der Körperoberfläche als Echo abgeleitet. Ultraschallimpulse breiten sich in Geweben als *Longi-*

tudinalwellen aus. Bei diesen Wellen schwingen die einzelnen Teilchen in der gleichen Richtung, in der sich die Welle fortpflanzt. Auf diese Weise entstehen abwechselnd Zonen mit Druck- und Zugspannungen, die sich weiterbewegen. Es wandert hierbei die Energie, die einzelnen Teilchen führen nur Bewegungen um ihre Ruhelage aus. Ändert sich bei einer Welle aus irgendeinem Grund die Fortpflanzungsgeschwindigkeit, so ändert sich auch die Wellenlänge, während die Frequenz konstant bleibt.

Die durchschnittliche *Ausbreitungsgeschwindigkeit im Gewebe* beträgt 1540 m pro Sekunde, in Knochen 3360 m pro Sekunde und in Gas oder Luft 333 m pro Sekunde. Obgleich sich das Gewebe der Schallausbreitung gegenüber wie eine Flüssigkeit verhält, steigt die Schallabsorption im Gewebe nicht mit dem Quadrat der Frequenz an, sondern zeigt ein lineares Verhalten. Der Absorptionskoeffizient ist dabei von den verwendeten Intensitäten abhängig. Die Fortpflanzungsgeschwindigkeit von Schallwellen ist außerdem temperaturabhängig. Die Unterschiede sind jedoch bei den normalerweise im Körper vorkommenden Temperaturen zu vernachlässigen.

Die **Amplitude** einer ausgehenden Welle wird mit zunehmender Entfernung vom Sender, d.h. vom Schallkopf kleiner. Diese Erscheinung hat zwei Ursachen:
Durch weitere Ausbreitung der Welle wird die von ihr transportierte Energie auf eine immer größere Fläche verteilt. Dadurch wird der pro Flächenanteil anfallende Energieanteil immer geringer, die Amplitude nimmt ab. Gleichzeitig wird bei der Fortpflanzung einer Welle die Schwingungsenergie durch Vorgänge im Inneren des durchschallten Mediums in Wärme umgewandelt. Auf diese Weise wird der Welle Energie entzogen, was ebenfalls zu einer Abnahme der Amplitude führt. Wie stark diese Umwandlung in Wärmeenergie ist, hängt einerseits von der Konsistenz des Mediums, andererseits von der Frequenz der Welle ab (hohe Frequenz = schnelle Umwandlung).

Eine entscheidende Größe für das Verhalten von Schallwellen in einem Gewebe ist die Größe des *Schallwellenwiderstandes,* der durch das Produkt aus Dichte und Schallgeschwindigkeit definiert ist. *Die Ultraschalldiagnostik benutzt die Reflexion von Ultraschallwellen an Grenzflächen von Medien unterschiedlicher Schallwellenwiderstände.* Trifft eine Welle auf die Grenzfläche zwischen zwei Stoffen, die verschiedene Schallgeschwindigkeiten besitzen, so wird ein Teil der Welle reflektiert und ein Teil tritt durch die Grenzfläche hindurch. Eine Voraussetzung für die Gültigkeit dieses Gesetzes ist, daß die Grenzfläche viel größer ist als die Wellenlänge (Abb. 1). Dabei gelten die aus der Optik bekannten Gesetze: (a) Einfallender Strahl, Lot und reflektier-

Abb. 1. Verhalten von Ultraschallwellen an zwei unterschiedlichen
Gewebegrenzschichten

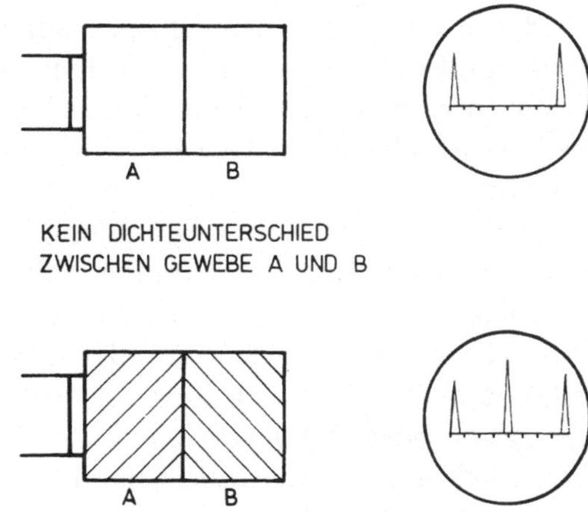

ter Strahl liegen in einer Ebene und (b) Einfallswinkel und Reflexions-
winkel sind gleich groß.

Die *Amplitude einer reflektierten Welle* ist um so größer, je weniger
sich die Schallwellenwiderstände zweier Medien voneinander unterscheiden. Bei genau gleichen Schallwellenwiderständen erfolgt keine
Reflexion. Je größer die Differenz der Schallwellenwiderstände, um so
größer wird die Amplitude der reflektierten Welle, sie kann jedoch
höchstens den Wert der ankommenden Amplitude erreichen (*"Total-
reflexion"*). Beim Durchtreten des Schallstrahls durch ein zu unter-
suchendes Medium kommt es zu sogenannten *Streuungen*. Durch Reflexion oder Beugung an den Inhomogenitäten des Gewebes entstehen
abgelenkte Wellen, so daß nur ein Teil der Energie seinen Weg im Gewebe
fortsetzt.

Die Mechanismen, die zur *Absorption* von Schallwellen in einem
komplexen biologischen Medium führen, sind noch nicht gänzlich
verstanden. Die Werte, die in der Literatur angegeben werden, sind
die Summe mindestens zweier Komponenten: Echte Absorption und
Streuung.

Die diagnostisch verwendeten **Intensitäten** der Ultraschallwellen
liegen 2 bis 3 Größenordnungen unter den therapeutischen Dosen
und bewegen sich zwischen 0,001 und 0,004 Watt/m^2. In tierexperimentellen Untersuchungen konnte eindeutig die Gefahrlosigkeit der
diagnostischen Ultraschallmethode nachgewiesen werden, so daß die
diagnostischen Ultraschallintensitäten als *biologisch inert* zu beurteilen
sind.

Heute verwendet man für die medizinische Diagnostik ausschließlich das **Impuls-Echo-Verfahren,** bei dem kurze Schallimpulse in mehreren Wellen in regelmäßigen Zeitabständen in den Körper eingeleitet werden. An den verschiedenen Gewebeschichten werden diese Impulse teilweise reflektiert, kehren als Echos zur Oberfläche des Körpers zurück und bringen den Schallkopf erneut zum Schwingen. Anhand der *Laufzeit* dieser Echos und der bekannten Schallgeschwindigkeit kann man die Tiefenlage der einzelnen Reflexionsschichten angeben. Das *Auflösungsvermögen* eines Gerätes, d.h. der kleinste erfaßbare Abstand zweier reflektierender Grenzschichten ist von verschiedenen Größen abhängig: Die Längs- oder *Tiefenauflösung* ist durch die Impulsdauer bestimmt, die *Seitenauflösung* durch die Charakteristika der von dem Schallkopf ausgesandten Schallkeule. Je feiner der Schallbündeldurchmesser ist, desto korrekter kann eine reflektierte Grenzschicht bestimmt werden.

Eine Verbesserung des Auflösungsvermögens kann nur durch die Verwendung höherer Frequenzen und durch eine kürzere Impulsdauer erreicht werden. Ein hochfrequenter Ultraschallstrahl wird jedoch bei seiner Gewebepassage erheblich abgeschwächt, so daß sich hochfrequente Schallköpfe nur zur Untersuchung von oberflächennahen Strukturen eignen. Ist man gezwungen, tiefliegende Strukturen zu untersuchen, arbeitet man mit Frequenzen zwischen 1–2,5 MHz; will man nur geringe Eindringtiefen und eine hohe Auflösung, wählt man vorzugsweise Schallköpfe zwischen 5 und 15 MHz.

3. Verschiedene Darstellungsmöglichkeiten der reflektierten Wellen

Bei dem **Zeit-Amplituden-Verfahren** (A-Scan) erfolgt die Zeitablenkung in konstanter Richtung üblicherweise waagrecht. Die Aufzeichnung erfolgt von links nach rechts.

Die vom Empfänger kommenden Signale lenken den Elektronenstrahl auf einer Kathodenröhre in einer Richtung senkrecht zur Zeitachse ab. Auf diese Weise entstehen Zacken auf der Grundlinie, die der ausgesendeten bzw. reflektierten Energie proportional sind. Aus dem Abstand der Zacke des Reflexionsimpulses vom Sendeimpuls ist es möglich, bei bekannter Schallgeschwindigkeit auf die Entfernung der Reflexionsfläche vom Sender zu schließen.

Dieses A-Scan-Verfahren hat große Verbreitung gefunden, da der technische Aufwand, verglichen mit den Schnittbildverfahren, relativ klein ist. Die Untersuchung läßt sich rasch durchführen und hat den Vorteil, *diagnostische Rückschlüsse aufgrund der Höhe und der Form der Echozacken* zu ermöglichen.

Bei dem **Schnittbildverfahren** (B-Scan) ist der technische Aufwand beträchtlich höher. Die vom Empfänger kommenden Signale werden nicht zur Ablenkung eines Kathodenstrahls, sondern zur *Helligkeitssteuerung einer Punktschrift* benutzt. Dabei wird die Intensität der einzelnen Echos in verschiedene Graůwertstufen moduliert. Die Lage der Echos wird im Gegensatz zu den Zacken im A-Bild in Lichtpunktform angezeigt. Die Grundlinie verläuft nicht wie im A-Bild immer in einer Richtung, sondern ändert sich analog zur Richtung des vom Schallkopf abgestrahlten Schallbündels. Dabei wird das untersuchte Nebenhöhlenareal entweder mechanisch oder elektronisch abgetastet.

Zur Verwendung kommen entweder *lineare Schallköpfe* oder *Sektorschallköpfe*. Bei den linearen Schallköpfen sind zahlreiche Schallkopfelemente hintereinander angeordnet, welche elektronisch gesteuert nacheinander einen Schallimpuls aussenden und so zum Aufbau eines linearen maßstabgerechten Schnittbildes führen. Bei den Sektor-Scannern bewegt sich ein Schallkopf rotierend oder pendelnd, mechanisch oder elektronisch gesteuert über das untersuchte Nebenhöhlenareal. Es entsteht eine *kegelförmige Darstellung* des untersuchten Areals mit einer *geometrischen Verzerrung* je nach Untersuchungswinkel. Bei den meisten Geräten stehen heute Untersuchungswinkel zwischen 30° und 110° zur Verfügung.

Unabhängig von dem verwendeten Untersuchungsverfahren, ob eindimensional oder zweidimensional, ob Linear- oder Sektor-Scan benötigt man zur Untersuchung der Nasennebenhöhlen Schallfrequenzen zwischen 3,5 und 5 MHz. Eine Durchdringung der knöchernen Nebenhöhlenwände mit einer Schallfrequenz von 7,5 MHz ist nur in Ausnahmefällen möglich.

4. Untersuchungstechnik

Die Ultraschalluntersuchung der Nasennebenhöhlen — unabhängig davon, ob das Untersuchungsverfahren ein- oder mehrdimensional ist — sollte vorzugsweise am sitzenden Patienten durchgeführt werden.

Das Gerät wird neben den Kopf des Patienten gestellt, so daß der Bildschirm während der Untersuchung der Nebenhöhlen ständig beobachtet werden kann. Dies ist deshalb wichtig, weil die untersuchten Nebenhöhlenareale relativ klein sind, der Schallkopf verrutschen kann und deshalb ständig die Position des Schallkopfes und das abgebildete Echo auf dem Bildschirm miteinander verglichen werden müssen. Der Schallkopf wird mit ausreichend Kontaktgel an die Haut über dem untersuchten Nebenhöhlenareal angekoppelt und die Nebenhöhle durchschallt.

4.1 Untersuchung der Nasennebenhöhlen im A-Bild

4.1.1 Stirnhöhle

Der Schallkopf mit einer Frequenz von 4 bis 5 MHz und einem Schallkopfdurchmesser von 1 cm wird bei der Untersuchung der Stirnhöhle zunächst medial von der Augenbraue genau über dem Vestibulum zum Ductus nasofrontalis aufgesetzt.

Hier in diesem tiefsten Bereich der Stirnhöhle kann sich beim aufrecht sitzenden Patienten auch schon eine geringe Sekretmenge ansammeln und ultrasonographisch nachweisbar werden. Das Vestibulum besitzt einen ausgeprägten Schleimhautschwellkörper, so daß man in diesem Trichter bei abklingenden Stirnhöhlenentzündungen lang persistierende ödematöse Mukosaschwellungen nachweisen kann, während die übrige Schleimhaut bereits wieder abgeschwollen und die Stirnhöhle wieder lufthaltig ist.

Anschließend wird der Schallkopf lateral über der Augenbraue aufgesetzt, um auch den *Recessus supraorbitalis* zu untersuchen.

Zur Ultraschalldiagnostik der Stirnhöhlen muß ein Meßbereich zwischen 0 und 3 cm — entsprechend dem kleinen Höhlendurchmesser — gewählt werden.

4.1.2 Kieferhöhle

Zur Untersuchung der Kieferhöhle wird der Schallkopf zunächst paranasal und unter dem Austrittspunkt des N.infraorbitalis im Bereich der Fossa canina aufgesetzt. Die Beschallung der Kieferhöhle erfolgt in sagittaler Richtung, wobei der Schallkopf langsam lateralwärts bis zur Nasolabialfalte geführt wird. Diese Bewegung erfolgt unter ständiger Kontrolle des Bildschirms, wobei der Schallkopf nicht statisch in einer horizontalen Ebene gehalten wird, sondern während der Untersuchung ständig in einem Winkel von ±10° langsam um die Horizontalachse gekippt wird. Diese *Kippbewegungen* führen zu einem pinselartigen Abtasten der Grenzschichten im Nebenhöhlenlumen und ermöglichen auch die Darstellung nicht exakt senkrecht zur Schallrichtung stehender Strukturen.

Um auch häufig anzutreffende isolierte Schleimhautschwellungen sowie Zysten und Polypen im *Recessus alveolaris* nachweisen zu können, muß vor Beendigung der Kieferhöhlenuntersuchung der Recessus alveolaris gesondert beurteilt werden. Hierzu wird der Schallkopf lateral über der Zahnreihe auf die Wange aufgesetzt und die Kieferhöhle in posterior-medialer Richtung durchschallt.

Der Meßbereich für die Untersuchung des Sinus maxillaris wird von 0—5 cm gewählt.

4.1.3 Siebbeinzellen

Zur Untersuchung der Siebbeinzellen wird der Schallkopf im medialen Kanthus aufgesetzt und der Schallstrahl parallel zur Frankfurter Horizontalen eingestellt.

Die ultrasonographische Untersuchung ermöglicht aber nur eine Beurteilung der vorderen Siebbeinzellen, da bei lufthaltigen vorderen Siebbeinzellen sich die mittleren und hinteren Zellen der Beurteilung entziehen.

Der Meßbereich erstreckt sich von 0 bis 4 cm.

4.2 Grundsätzliche Nebenhöhlenbefunde

Aufgrund des großen Unterschiedes im Schallwellenwiderstand von Gewebe und Luft werden die Schallwellen nach Durchtreten der Weichteile und der knöchernen Nebenhöhlenvorderwand bei *gesunden Nebenhöhlen* an der Grenze zwischen Schleimhaut und Luftgehalt des Sinuslumens *total reflektiert*. Eine Schallfortpflanzung über diese starke Grenzschicht hinaus, die – abhängig von der Weichteildicke des Patienten – bei 0,5 bis 1 cm liegt, ist bei gesunden Nebenhöhlen nicht möglich.

Jeder **pathologische Lumeninhalt**, unabhängig davon, ob es sich um Sekret, Zysten oder Tumoren handelt, gestattet eine Fortpflanzung der Schallwellen durch das Nebenhöhlenlumen und ermöglicht die Darstellung der Nebenhöhlenhinterwand. Auf dem Bildschirm erkennt man nunmehr neben dem sogenannten **Vorderwandecho** auch das **Rückwandecho**.

Abhängig von der Tiefe der untersuchten Höhle stellt sich das Rückwandecho bei der Stirnhöhle in einer Tiefe zwischen 1,5 und 3 cm, bei den vorderen Siebbeinzellen in einer Tiefe von 2 bis 4 cm und bei der Kieferhöhle in einer Tiefe von 4 bis 5 cm dar. Diese Werte gelten für den erwachsenen Patienten, wobei berücksichtigt werden muß, daß sich eine kindliche Stirnhöhle erst ab dem 8. Lebensjahr ausbildet und daß die kindliche Kieferhöhle zunächst bläschenförmig angelegt ist und erst mit zunehmendem Alter sowohl in lateraler als auch in sagittaler und vertikaler Richtung wächst.

Prinzipiell lassen sich ultrasonographisch folgende **Nebenhöhlenbefunde** erheben:

1. Luftgefüllte Nebenhöhle,
2. Nebenhöhle mit Schleimhautschwellung,
3. Nebenhöhle mit Sekret, Schleimhautschwellung und Sekret, Zysten, Blut oder Tumor.
4. Aufhebung der knöchernen Wandkontinuität durch gutartige oder bösartige Prozesse oder durch Traumen.

Findet sich im Nebenhöhlenlumen ein **Sekret,** so wird der Schall zwischen der Nebenhöhlenvorderwand und -hinterwand wie bereits erwähnt fortgeleitet. Ist dieses Sekret homogen, so erscheinen in der Strecke zwischen diesen beiden großen Echozacken keinerlei Reflexionen (Abb. 2).

Zysten im Nebenhöhlenlumen können einzeln oder multipel auftreten bzw. die Nebenhöhle komplett obliterieren. Der Flüssigkeitsgehalt von Zysten ist sehr homogen und führt kaum zu einer Schallabsorption. Deswegen kommt es zu einem hohen Rückwandecho und an der Grenzschicht Zystenrückwand/Nebenhöhlenrückwand häufig zum Auftreten einer zweigipfeligen Reflexionszacke (Abb. 3).

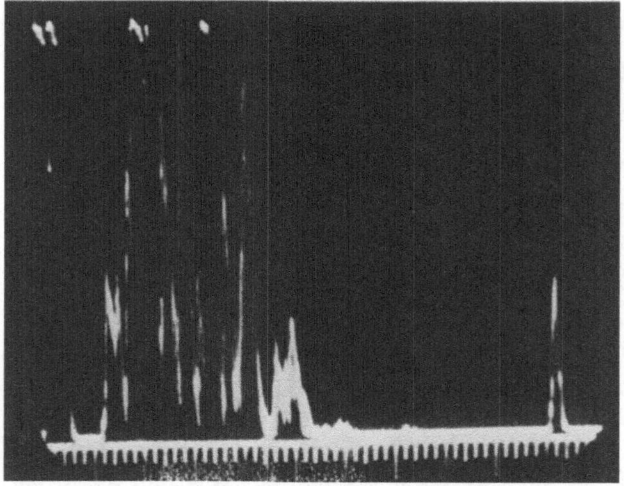

Abb. 2. Ultraschall-A-Bild einer akuten purulenten Sinusitis maxillaris

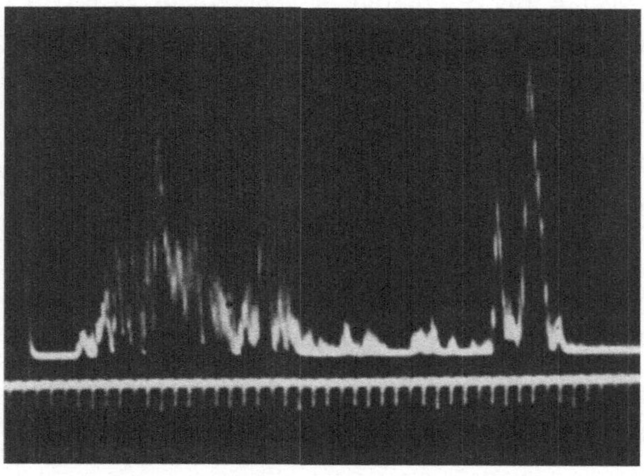

Abb. 3. Ultraschall-A-Bild einer Kieferhöhlenzyste mit doppelgipfligem Rückwandecho

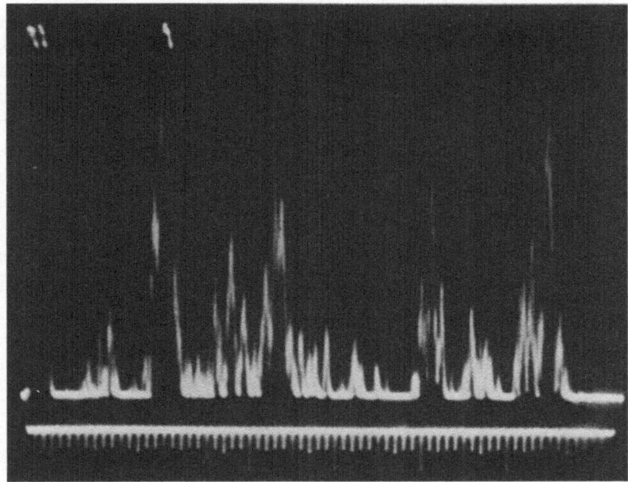

Abb. 4. Ultraschall-A-Bild eines inhomogenen Nebenhöhlentumors

Inhomogener Nebenhöhleninhalt, wie er bei **Pilzinfektionen** oder bei **Tumorerkrankungen** gefunden werden kann, erlaubt ebenfalls die Schallausbreitung durch das Nebenhöhlenlumen. Im Gegensatz zu homogenen Zysten ist jedoch die Absorption und die Schallstreuung größer, so daß sich bei gleicher Sende- und Empfängerleistung des Gerätes das Hinterwandecho weniger deutlich darstellt. Zusätzlich kommt es zum Auftreten multipler Zwischenechos im Nebenhöhlenlumen, die durch die zahlreichen Grenzschichten des inhomogenen Gewebes hervorgerufen werden (Abb. 4).

Kommt es nach Traumen oder iatrogen zu **Blutungen** ins Nebenhöhlenlumen, sieht man ultrasonographisch zahlreiche Grenzschichten zwischen Vorderwand- und Rückwandecho, die sich durch eine geringe sogenannte *"grasähnliche" Amplitude* auszeichnen.

Die Ultraschalldiagnostik der Nasennebenhöhlenerkrankungen beschränkt sich aber nicht nur auf die Bewertung verschiedener Signale und Reflexionsmuster auf dem Oszillographen, sondern die Diagnosestellung beruht auch auf einer **dynamischen Untersuchungstechnik.** Der Untersuchungsablauf ist erst vollständig, wenn nach Erhalt eines Vorderwand- und Rückwandechos die Verstärkung stufenweise variiert wird und dabei die Reflexionsmuster, die zwischen Vorder- und Hinterwand auftreten, bewertet werden. Dieses Vorgehen ermöglicht eine genauere Differenzierung des Nebenhöhleninhaltes. Neben der Änderung der Verstärkung sollte während der Untersuchung auch die *Kopfhaltung des Patienten verändert* werden. Bei auf der Wange fixiertem Schallkopf beugt der Untersucher den Kopf des Patienten nach vorne oder nach hinten und prüft damit, ob sich im Nebenhöhlenlumen ein frei verschieblicher Flüssigkeitsspiegel befindet (Abb. 5).

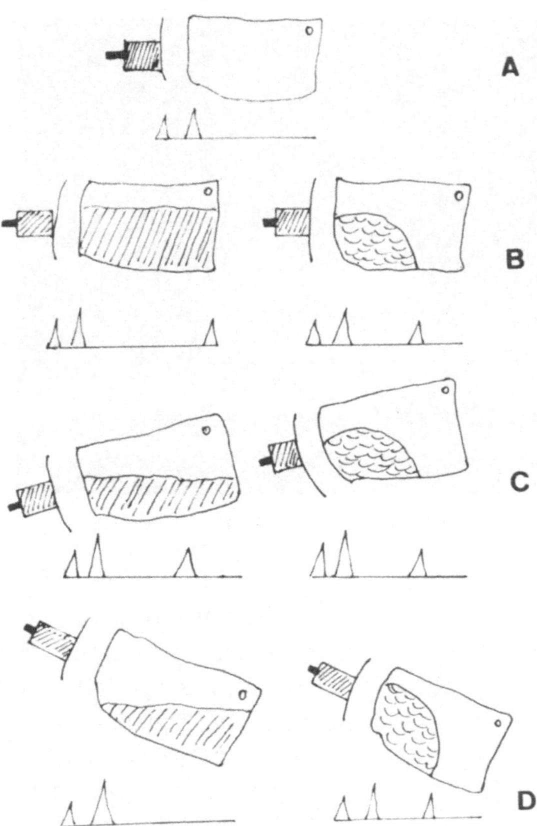

Abb. 5. Differentialdiagnose eines flüssigen (= *linke Bildreihe*) und zystischen (= *rechte Bildreihe*) Nebenhöhleninhaltes bei Vor- und Rückbeugen des Kopfes. Im Gegensatz zum flüssigen Nebenhöhleninhalt *(links)* bleibt bei der Zyste der Echokomplex in Position *C* und *D* konstant. Zum Vergleich Position *A* = gesunde Nebenhöhle

4.3 Verläßlichkeit der Untersuchungsmethode

Am zuverlässigsten ist die Ultraschalluntersuchung der Nebenhöhlen für die *Diagnose einer Sekretretention im Nebenhöhlenlumen bei akuten Entzündungen.* Es ist aber darauf hinzuweisen, daß die Ultraschalluntersuchung wie jede andere Untersuchung mit bildgebenden Verfahren nur *ein* diagnostisches Hilfsmittel im Rahmen der Gesamtuntersuchung des Patienten ist und ihre Aussagekraft nur durch das Ineinanderfließen von Anamnese, Symptomen und klinischem Untersuchungsbefund erhält.

Die Verläßlichkeit dieser neuen Untersuchungsmethode steht und fällt mit den anatomischen Kenntnissen des Untersuchers, mit seinem Wissen über die Pathophysiologie der Nebenhöhlenerkrankungen und seiner Erfahrung in der Durchführung der Untersuchung und Interpretation der ultrasonographischen Befunde.

Nach ein- bis zweijähriger Erfahrung mit der Methode kann für die Diagnose Sekretretention im Nebenhöhlenlumen eine Validität von 90–95% erreicht werden. *Falsch negative Befunde* werden ca. bei 8%

der Patienten erhoben, vor allem bei sehr geringen Sekretmengen, bei purulentem oder schaumigem Sekret, das durch die Lufteinschlüsse den Schall zu stark reflektiert, wie auch bei zähem, den Schleimhäuten anhaftendem Sekret im Bereich der Nebenhöhlenhinterwände. Um Fehlbefunde zu vermeiden, muß vor allem bei der Untersuchung der Kieferhöhle eine evtl. herausnehmbare *Zahnprothese unbedingt entfernt* werden.

Falsch positive Befunde werden vor allem bei Verrutschen des Schallkopfes nach lateral beobachtet. Die Fortleitung der Ultraschallwellen bei der Untersuchung der Kieferhöhle über knöcherne oder Weichteilstrukturen im Bereich des Jochbeins oder der Wange, sowie bei der Untersuchung der Stirnhöhle über die Kalotte oder den Augenbrauenwulst bzw. die Fortleitung des Schalls über den Orbitainhalt bei der Untersuchung der Siebbeinzellen kann zu falsch positiven Befunden führen. Deswegen ist es wichtig, wie bereits erwähnt, während der Untersuchung die Plazierung des Schallkopfes und den Befund auf dem Bildschirm ständig zu kontrollieren.

Eine *Schleimhautschwellung* der Nasennebenhöhlen kann dann exakt beurteilt werden, wenn das Schleimhautpolster sich an der dem Schallkopf zugewandten Sinuswand befindet. Isolierte Polypen, Zysten oder Schleimhautschwellungen im Bereich des Nebenhöhlendaches oder der Hinterwand, die bei einer vorgelagerten Luftschicht nicht beurteilt werden können, schränken die Verläßlichkeit der Methode für die Diagnosestellung dieser Befunde auf 70 bis 80% ein. Zur Reduzierung der Fehlbeurteilungsrate muß der Schallkopf also langsam und sorgfältig auf die verschiedenen Nebenhöhlenareale plaziert werden, um so isolierte Prozesse durch direkte Ankopplung darstellen zu können.

Von verschiedenen Untersuchergruppen wird die Verläßlichkeit der Ultraschalldiagnostik bei *Nebenhöhlentumoren* mit ca. 80 bis 85% angegeben. Falsch positive Befunde werden bei Pilzinfektionen, falsch negative Befunde gelegentlich bei sehr homogenen Tumoren beobachtet.

4.4 Untersuchung der Nasennebenhöhlen im B-Bild

Die Untersuchung kann sowohl mit linearen als auch mit Sektor-Schallköpfen durchgeführt werden. Der Nachteil der linearen Schallköpfe ist ihre Größe und Unhandlichkeit, so daß meist nur ein Teil des Schallkopfes zur Untersuchung der kleinen Nebenhöhlenoberfläche verwandt werden kann. Nach unserer Erfahrung *eignen sich Sektor-Schallköpfe* wegen ihrer geringeren Auflagefläche *sehr gut für die Untersuchung der Nasennebenhöhlen.*

Die Untersuchung erfolgt durch Aufsetzen auf dem betreffenden Nebenhöhlenareal, wobei ein Sektorwinkel zwischen 60° und 100° gewählt werden sollte. So erreicht man eine topographisch-anatomische Zuordnung der Nebenhöhlenstrukturen entweder im **Horizontal-** oder **Sagittalschnitt.** Horizontalschnitte eignen sich zur Untersuchung der Stirnhöhlen wie auch zur Untersuchung des Siebbeinzellsystems, wobei hier zur Orientierung der Orbitainhalt mit dargestellt wird. Bei der Untersuchung der Kieferhöhle verwenden wir Horizontal- und Sagittalschnitte.

Die **Dokumentation** der Befunde erfolgt auf Film oder Videokassette bzw. durch Bilddruckverfahren und ist für vergleichende spätere Untersuchungen wichtig.

Die zweidimensionale Untersuchung der Nasennebenhöhlen ist vor allem dann indiziert, wenn der Untersucher Schwierigkeiten hat, bei unklaren Beschwerden des Patienten und unsicherem Röntgenbefund im eindimensionalen Bild eindeutige reproduzierbare Befunde zu erheben. Nach unserer Erfahrung hat sich die zweidimensionale Untersuchung der Nasennebenhöhlen vor allem bei entzündlichen Erkrankungen der Stirnhöhlen und Siebbeinzellen wie auch bei tumorösen Kieferhöhlenerkrankungen und bei Patienten mit voroperierten Nebenhöhlen bewährt.

5. Schlußfolgerung

Mit der Ultraschalldiagnostik steht dem Hals-Nasen-Ohrenarzt ein neues bildgebendes Verfahren zur Verfügung, mit dem er sowohl akute als auch chronische Erkrankungen der Nasennebenhöhlen genauer diagnostizieren kann. Damit werden bei vielen Patienten zusätzliche Röntgenaufnahmen überflüssig. Gleichzeitig wird der erfahrene Untersucher die Anzahl diagnostischer Kieferhöhlenspülungen und Endoskopien reduzieren können.

Vor allem bei kindlichen Sinusitiden ist dieses bildgebende Verfahren der Röntgendiagnostik überlegen und eignet sich besonders auch zur Kontrolle des Therapieverlaufes.

Literatur

Axelsson A, Grebelius N, Chidekel N, Jensen C (1970) The correlation between the radiological examination and the irrigation findings in maxillary sinusitis. Acta Otolaryngol (Stockh) 69:302

Gilbricht E, Heidelbach J (1969) Über diagnostische Möglichkeiten mit dem Ultraschallecholotverfahren bei Erkrankungen der Kieferhöhlen. Z Laryngol Rhinol Otol 48:365

Ginzburg M (1961) Zur Frage der Anwendung des Ultraschalls für die Diagnostik einiger Erkrankungen der Mundhöhle und der Oberkieferhöhle. Stomatologica (Moskau) 40:31

Isaacson S, Edell S (1978) A-mode ultrasound evaluation for maxillary sinusitis. Otolaryngol 86:231

Jannert M, Andreasson L, Holmer NG, Lörinc P (1982) Ultrasonic examination of the paranasal sinuses. Acta Otolaryngol (Stockh) Suppl 389

Keidel W (1947) Über die Verwendung des Ultraschalls in der klinischen Diagnostik. Ärztl Forschung 1:349

Kitamura T, Kaneko T (1965) Le diagnostic des affections de sinus maxillaire par ultrasons impulsés. Ann Otolaryngol (Paris) 82:711

Livshina T, Treyakowa Z, Bogin Y (1976) Complex use of supersonic biolocation and thermography in the diagnosis of diseases of the maxillary sinuses. Vestn Otorhinolaryngol 2:78

Mann W (1975) Die Ultraschalldiagnostik der Nasennebenhöhlen und ihre Anwendung an der Freiburger HNO-Klinik. Arch Otolaryngol 211:145

Mann W (1984) Ultraschall im Kopf-Hals-Bereich. Springer, Berlin Heidelberg New York Tokyo

Mann W, Schumann K, Käfer U (1976) Vergleichende röntgenologische und ultrasonographische Untersuchungen kindlicher Nasennebenhöhlen. Klin Pädiat 188:67

Revonta M (1980) Ultrasound in the diagnosis of maxillary and frontal sinusitis. Acta Otolaryngol (Stockh) Suppl 370

Shopfner C, Rossi J (1973) Roentgen evaluation of the paranasal sinuses in children. Amer J Roentgenol 118:176

Spranger H (1970) Ultraschall-Impuls-Echo Diagnostik. Möglichkeiten und Grenzen der Anwendung für die Zahn-, Mund- und Kieferheilkunde. Med Habil Schr Berlin

Uttenweiler V, Fernholz HJ, Stange G (1980) Die Anwendung von Ultraschall in der Nasennebenhöhlendiagnostik. Laryngol Rhinol Otol 59:773

Die Polyposis nasi – ein ungelöstes Rätsel[1]

H. Ganz

[1] Herrn Prof. Dr. W. Messerklinger, Graz, zum 65. Geburtstag gewidmet

1. Einleitung

Die Polyposis nasi ist eine "alte" Krankheit, die schon Hippokrates
bekannt gewesen sein soll (Marks 1982). Choanalpolypen sind 1753
von Palfyn erstmals beschrieben worden. Zuckerkandl (1892) war der
erste, der ihren Ursprung aus Kieferhöhle (und Keilbeinhöhle) durch
Sektionsbefunde belegen konnte (siehe bei Ganz 1960). Die Literatur
über das Polypenleiden ist seitdem fast unübersehbar angeschwollen,
und doch wissen wir über diese eigenartige ödematöse Reaktion einer
respiratorischen Schleimhaut sehr wenig. Der Unwissenheit hinsichtlich
der Ätiologie entsprechen die sehr unbefriedigenden therapeutischen
Ergebnisse. Auch die Allergologen, die uns heute das radikale Operieren
geradezu verbieten wollen, können mit ihren bescheidenen diagnostischen und therapeutischen Resultaten nicht überzeugen.

Der HNO-Arzt wird in seiner Praxis häufig von Polypenträgern
konsultiert, die teilweise schon den Allergologen und multiple operative
Eingriffe hinter sich haben. Was soll er tun? In meiner Sprechstunde
waren in 10 Jahren 147 Polypenträger, die — teilweise mehrmals —
operativ behandelt werden mußten. Das entsprach 0,5% des Gesamt-
krankengutes. Es scheint deshalb berechtigt, einmal den Versuch zu
unternehmen, eine Übersicht über unser gegenwärtiges Wissen zu geben
und erfolgversprechende therapeutische Ansätze aufzuzeigen bzw. zu
rekapitulieren.

2. Ätiologie

"Nasenpolypen können bei sämtlichen Formen der chronischen Rhinitis
auftreten." Dieser lapidare Satz von Albegger (1977) beinhaltet schon
alle Schwierigkeiten, die dem Auffinden einer einheitlichen Ursache des
Polypenleidens entgegenstehen. Handelt es sich etwa nur um eine besondere Reaktionsform der Nasen- und Nebenhöhlenschleimhaut mit
ihrer komplizierten Struktur und aufwendigen vegetativen Versorgung,
in Analogie zur uniformen Reaktion der Mundschleimhaut auf die
verschiedensten Reize? Eine solche Ansicht wird kaum vertreten. Statt
dessen hat man sich viel Mühe gegeben, die Zusammenhänge zwischen
Nasenpolypen und *Allergie* zu klären.

Aber eine Allergie scheint nicht immer und nicht die einzige Ursache
für die Polypenbildung zu sein. Wir können vielmehr heute sagen: am
Zustandekommen von Nasen- und Nebenhöhlenpolypen haben Anteil

1. konstitutionelle Faktoren
2. andere angeborene Anomalien
3. die Allergie
4. entzündliche Nasen- und Nebenhöhlenerkrankungen
5. möglicherweise auch hormonale Fehlsteuerungen.

2.1 Konstitutionelle Faktoren

Nach Schwarz (1949) neigen Pykniker und Athletiker zur hyperplastischen Schleimhautreaktion. Lüscher (1936) hat darauf hingewiesen, daß im Gegensatz zur mehr oder minder nervösen Konstitution des typischen Allergikers der Polypenträger doch ein mehr ruhiges und robustes Verhalten zeigt. Wer die Geduld solcher Patienten bei der Polypenextraktion immer wieder erlebt, wird das bestätigen müssen.

2.2 Andere angeborene Anomalien

Das gehäufte Auftreten von Nasenpolypen bei genetisch bedingten Störungen wie dem Kartagener-Syndrom und der Mukoviszidose (siehe Kapitel 4.2 und 4.3) spricht dafür, daß uns noch unbekannte Individualfaktoren im Einzelfalle an der Polypengenese ursächlich beteiligt sein können.

2.3 Allergie und Nasenpolypen

Die erste Mitteilung über eine allergische Genese der Nasenpolypen stammt von Bourgeois (zit. nach Majer 1959). Seitdem hat es eine unüberschaubare Flut von Veröffentlichungen dazu gegeben. Für die Annahme einer allergischen Genese sprach ganz allgemein, daß

– Nasenpolypen ein häufiger Befund bei Asthma bronchiale, Pollinose und Rhinopathia vasomotorica sind
– Polypen bei Hyposensibilisierungen kleiner werden können
– Kortikoidmedikation vorübergehende Verkleinerung bis zum Verschwinden der Nasenpolypen bewirkt.

Albegger nimmt für 50% der endonasalen Polypen eine allergische Genese an. Dennoch bringt die allergologische Diagnostik nur in etwa 1/4 der Fälle ein Allergen an den Tag, dem ursächliche Bedeutung bewiesen werden kann.

Bei dem in den letzten Jahren viel diskutierten Bild der **Analgetikaintoleranz** handelt es sich nicht im strengen Sinne um eine Allergie, obwohl die Symptomatik daran denken läßt.

Settipane und Chafee (1977) fanden unter 5000 Patienten einer Allergieklinik, daß 14% der Nasenpolypenträger eine Aspirinallergie hatten. Rüdiger (1981) berichtete über 87 Patienten mit Analgetika-Asthma, von denen 64% auch unter Nasenpolypen litten. Hierbei stand die Rhinopathie und Polypenbildung am Anfang, das Asthma kam erst später hinzu.

Nach Enzmann und Rieben (1983) haben 2 bis 3% der Nasenpolypenpatienten und 10% der Patienten mit der Kombination Asthma und Nasenpolyposis eine Analgetikaintoleranz.

Im anglo-amerikanischen Schrifttum wird von *Aspirinintoleranz* gesprochen, doch ist das nicht ganz korrekt, denn die entsprechende Symptomatik kann nicht nur durch Acetylosalicylsäure, sondern durch eine ganze Reihe von chemisch unterschiedlichen Analgetika und Antiphlogistika ausgelöst werden (Tabelle 1).

Tabelle 1. Liste der Analgetika und nichtsteroidalen Antiphlogistika, die Intoleranzreaktionen der Nasen- und Bronchialschleimhaut auslösen können (aus Enzmann und Rieben 1983)

1. *Amphiphile Säuren:*	Acetylosalicylsäure, Ketoprofen, Ibuprofen, Fenoprofen, Naproxen;
2. *Indolderivate:*	Indometacin;
3. *Anthranitsäurederivate:*	Mefenaminsäure, Flufenaminsäure, Diclofenac, Glafenin;
4. *Pyrazolderivate:*	Phenazon, Aminophenazon, Propyphenazon, Metamizol, Phenylbutazon;
5. *Para-aminophenolderivate:*	Paracetamol (selten), Phenacetin (noch seltener).

Diesen Substanzen ist gemeinsam, daß sie auf die *Prostaglandinsynthese* einwirken. Sie sind in pharmakologisch relevanter Dosis auch in manchen Nahrungs- und Genußmitteln enthalten (Obst, Alkoholika). Über die Hälfte der analgetikaintoleranten Asthmatiker zeigt auch eine Alkoholüberempfindlichkeit.

Als Ausdruck der Analgetikaintoleranz kann eine Rhinosinusitis polyposa ohne oder mit Asthma bronchiale auftreten. Es ist allerdings noch nicht endgültig geklärt, ob die Analgetikaintoleranz die Ursache der Polypen oder umgekehrt die Erkrankung der respiratorischen Schleimhaut die Ursache der Analgetikaintoleranz ist (Literatur bei Enzmann und Rieben).

Wichtig zu wissen ist für den HNO-Arzt, daß bei diesem Krankheitsbild

a) die Nasenpolypenoperation ein erhöhtes Risiko beinhaltet, da sie einen Asthmaanfall auslösen kann

b) die Rezidivneigung der Polypen besonders groß ist, solange gegen die Analgetikaintoleranz nichts unternommen wird.

Während die allergische Reaktion bei Pollinose und Asthma bronchiale dem Typ I nach Gell und Coombs entspricht (Frühreaktions- oder anaphylaktischer Typ), handelt es sich bei den Nasenpolypen bzw. den meisten Formen der hyperplastischen allergischen Rhinopathie um den Typ IV (Spätreaktions- oder Tuberkulintyp, delayed type).

Viel diskutiert wird auch die sogenannte **Infektallergie**. Diese Infektallergie und nicht die Atopie ist möglicherweise der dominierende Faktor bei der Mehrzahl der Polypen, insbesondere wenn diese mit Asthma bronchiale kombiniert sind (siehe auch Kap. 4.4).

2.4 Entzündungen als Polypenursache

Nicht selten findet sich eine Nasen- und Nebenhöhlenpolyposis mit eitriger Schleimhautreaktion kombiniert. Mögliche ätiologische Zusammenhänge sehen Naumann u. Naumann (1977) so:

— Es gibt primär rein allergische Polypen
— Es kommen auch bakteriell ausgelöste Polypen vor (sogenannte Infektallergie)
— Ein anfänglich rein allergisches Geschehen kann bakteriell superinfiziert werden, was einen circulus vitiosus bedeuten mag.

Die entzündliche Mitgenese der Polyposis war (und ist) eines der Hauptargumente für die radikale Nebenhöhlenoperation.

2.5 Hormonelle Einflüsse

Das Nebennierenrindenhormon DOCA (Desoxycorticosteronacetat) als sogenanntes Mineralocorticoid bewirkt eine Kochsalz- und Wasserretention im Gewebe, während Cortison als Glucocorticoid eine hierzu antagonistische Wirkung entfaltet — und auch Nasenpolypen zum Verschwinden bringen kann. Messerklinger hat schon 1959 die Möglichkeit eines Ungleichgewichtes der Nebennierenrindenfunktion als ursächlichem Faktor für eine Ödem- und Hyperplasiebildung der Nasenschleimhaut angedeutet. Naumann und Naumann (1977) weisen darüber hinaus darauf hin, daß die ebenfalls zu den Steroiden gehörenden Androgene und Gestagene eine Schleimhauthypertrophie bewirken können. Bekannt ist schließlich auch das Schleimhautödem bei Schilddrüsenunterfunktion.

3. Pathologische Anatomie und Histologie

Pathologisch-anatomisch sind Nasenpolypen entzündliche, oft trauben-förmige Wucherungen ödematöser Nasen- und Nebenhöhlenschleimhaut. Prinzipiell können sie überall in der Haupthöhle und in den Nebenhöhlen der Nase entstehen. Ihre Prädilektionsstelle ist jedoch der mittlere Nasengang mit den Ostien von Kieferhöhle, vorderen und mittleren Siebbeinzellen sowie Stirnhöhle. Diese Prädilektionsstelle ergibt sich als logische Konsequenz einiger anatomischer Besonderheiten dieser Region:

- Die Bindegewebsstruktur der Submukosa ist um die Nebenhöhlen-ostien bzw. im mittleren Nasengang recht locker, im Gegensatz zum festen Bindegewebe an Septum und unterer Muschel (Hlavacek und Lojda 1959).
- Als Randwülste bzw. "Lippen" der Nebenhöhlenostien ließen sich echte cavernöse Räume nachweisen (Zange u. Moser 1940).
- Die Blutgefäß- und Nervenausstattung dieser Gegend ist reichhaltig (Naumann u. Naumann 1977).
- Auch die Konzentration von Lymphgefäßen und Schleimdrüsen ist hoch, es besteht ein lokal angehobener Gewebsdruck (Krajina 1963).
- Anatomische Varianten mit Einengung des mittleren Nasenganges sind nicht selten. Sie können Sekretstau und Zirkulationsstörungen begünstigen (Messerklinger 1980).
- Bei Nebenhöhlenentzündung muß alles abfließende Sekret diese Engstelle passieren und reizt dabei das hochreaktionsfähige Gewebe.

Einen Sonderfall stellt der isolierte **Choanalpolyp** dar. Es handelt sich um ein praktisch immer einseitiges, gestieltes Gebilde, das nahezu immer von der *Kieferhöhle* ausgeht und im Nasenrachenraum herabhängt. Nach Messerklinger (1980) entsteht der Choanalpolyp an der medianen Wand des Sinus maxillaris oder im Infundibulum. Nach Stawraki (1928) ist Voraussetzung für die Entstehung eines Choanalpolypen ein *erweitertes Ostium accessorium der Kieferhöhle.* Dieses Ostium liegt ja hinter dem höchsten Punkt des mittleren Nasenganges, weshalb hier austretende Polypen zwangsläufig nach hinten fallen müssen. Choanalpolypen kön-nen jedoch auch vom Siebbein (siehe Ganz 1960) und von der Keilbein-höhle ausgehen (Zuckerkandl 1892). Sogar der Ursprung vom Choanal-rand ist beschrieben.

Bei der *histologischen Untersuchung* imponiert vor allem das sehr ausgeprägte intra- und extrazelluläre Ödem (Abb. 1). Der Nasenpolyp besteht fast nur aus Wasser. Läßt man Polypen nach der operativen Abtragung auf einer Mullplatte liegen, so schrumpfen sie in wenigen Minuten auf einen Bruchteil der ursprünglichen Größe. Die Oberfläche

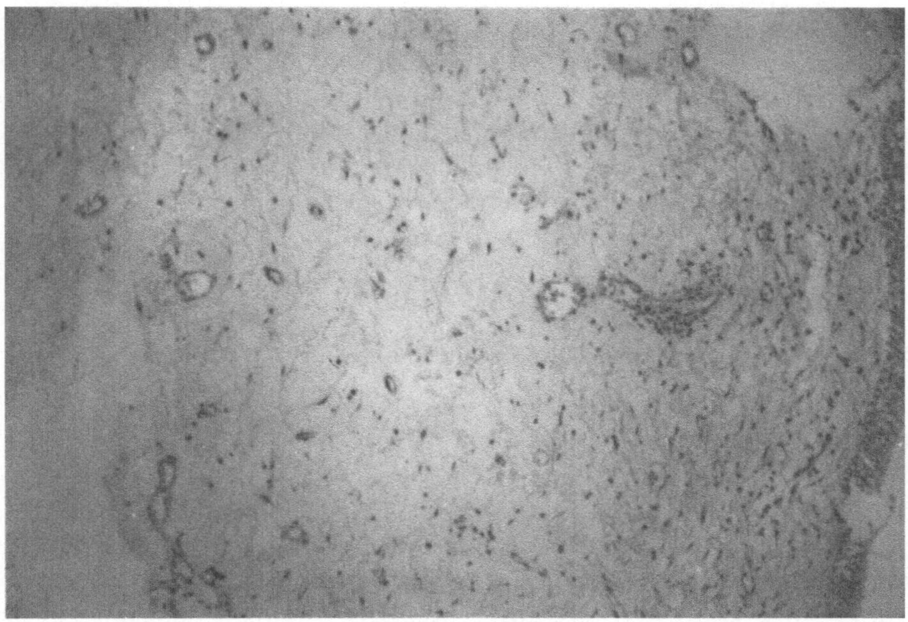

Abb. 1. Histologischer Befund bei einem großen entzündlichen Choanalpolypen. Der Polyp ist von mehrreihigem Flimmerepithel überzogen. Nur wenige Entzündungszellen und Blutgefäße, sehr starkes interstitielles Ödem

der Polypen ist von Flimmerepithel überzogen. Auf der Kuppe kann sich auch metaplastisches Plattenepithel finden. Unter den zelligen Elementen dominieren bei allergischen Polypen die eosinophilen Granulocyten, sonst Plasmazellen (Jahnke 1981). Kollagene und elastische Bindegewebsfasern sind nur in älteren Polypenanteilen (Stiel!) nachweisbar. Nach Hlavacek und Lojda (1959) enthält die Grundmasse der Polypen Mukopolysaccharide verschiedenen Polymerisationsgrades, wovon die Wasserbindungskapazität und die Viskosität abhängt. Bei *Allergenkontakt* tritt Ödembildung und Depolarisation der Mukopolysaccharide ein, wohl durch Freiwerden von Histamin aus den Mastzellen. In einer anschließenden *reparativen Phase* wird Granulations- und Narbengewebe gebildet. Infolge ständiger Wiederholung dieses Geschehens sind die Nasenpolypen an verschiedenen Stelle unterschiedlich strukturiert. Majer (1959) fand weiterhin in Polypen von Asthmapatienten subepitheliale Granulome mit silberpositiven Zellen, die möglicherweise Sekret produzieren. Der gleiche Autor fand auch mittels Silberimprägnierung Strukturen, die als Endformationen des vegetativen Nervensystems gedeutet wurden. Demgegenüber betont Jahnke (1981) auf Grund seiner elektronenoptischen Untersuchungen, daß *Nasenpolypen frei von Nerven* seien, was eine Erklärung für die abnorme Gefäßdilatation und die drüsigen Veränderungen sein könnte. Es wird vermutet, daß die Nerven als Folge einer Autoimmunreaktion degeneriert seien.

Je nach dem vorherrschenden pathohistologischen Substrat kann man ödematöse, granulomatöse, glanduläre bzw. glandulär-zystische, eosinophile, vaskuläre bzw. pseudoangiomatöse und fibröse Polypen unterscheiden. Oft sind jedoch auch im gleichen Polypen mehrere dieser Komponenten nebeneinander nachweisbar (Albegger 1977).

4. Besondere Erscheinungsformen und Syndrome

4.1 Woakes-Syndrom

Diese bei uns wenig bekannte Veränderung, von Woakes 1885 beschrieben, besteht in einer destruierenden Polyposis beider Nasenseiten, die zur Verbreiterung der knöchernen Nasenpyramide führt. Das Syndrom wurde lange kontrovers diskutiert. Kellerhals u. de Uthemann haben 1979 auf der Grundlage von 4 eigenen Beobachtungen bei Kindern (2 Geschwisterpaare) folgende neue Definition zu geben versucht:
"rezidivierende Polyposis nasi in der frühen Kindheit mit Verbreiterung der Nase, Produktion abnorm viskösen Nasenschleims, Stirnhöhlenaplasie und Bronchiektasien, wahrscheinlich erblich. Die Erkrankung ist *nicht* identisch mit der cystischen Fibrose oder dem Kartagener-Syndrom."

Therapeutisch hatte Kellerhals Erfolge mit peroraler Langzeitmedikation von Acetylcystein (Fluimucil[®]), neben der üblichen Polypenentfernung mit Siebbeinausräumung.

In Einzelfällen ist auch neuerdings wieder eine **destruierende Polyposis bei Erwachsenen** beschrieben worden.

Friedman und Weingarten (1983) sahen bei einer 51jährigen Frau das Eindringen langjährig bestehender Stirnhöhlenpolypen in die Orbita. Rejowski et al. (1982) beobachteten bei einer 22jährigen Frau eine exzessive Nebenhöhlenpolyposis beiderseits mit Kompression des Sehnerven (rasch zunehmende Sehverschlechterung) und Eindringen ins Endocranium von der Keilbeinhöhle aus. Die Patientin wurde vom Neurochirurgen und Rhinologen gemeinsam operiert, mit Erholung des Sehvermögens.

4.2 Die Mukoviszidose (syn. cystische Pankreasfibrose, Dysporia broncho- entero- pancreatica congenita familiaris)

Die von Fanconi et al. 1936 beschriebene Erkrankung ist das häufigste tödlich verlaufende Erbleiden der indo-europäischen Rasse. Der Erbgang ist autosomal-rezessiv. Bei einer Genträgerhäufigkeit von 1:20 ergibt sich eine Manifestationsrate von 1:2000 bis 1:5000 Geburten. Es handelt sich um eine angeborene generalisierte Funktionsstörung exokriner Drüsen mit Auswirkung besonders auf Pankreas, Darmdrüsen und Bronchien. Stark erhöhter Kochsalzgehalt im Schweiß führt zu Salzverlusten in Form der hypertonen Dehydratation. In den Drüsen verlegt zähflüssiges Sekret die Ausführungsgänge und kann Stauungserscheinungen mit cystischer Umwandlung der Drüse verursachen.

Diagnose: Typische Veränderungen sind die Pankreasfibrose, Choledochusverschluß durch eingedickte Galle (später cholostatische Lebercirrhose), Meconiumileus (Analprolaps), Bronchiektasenbildung und Lungenatelektasen. Die Erkrankung kann sich schon kurz nach der Geburt manifestieren. In seltenen Fällen tritt sie erst im Erwachsenenalter zutage. Wichtigste Laboruntersuchung ist die *Kochsalzbestimmung im Schweiß.* Werte von mehr als 60 mg/ml sprechen für Mukoviszidose.

Bakteriologie: Die infektiöse Komponente wird im Luftwegsbereich lange von Staphylokokkus aureus beherrscht. Erst im Spätstadium findet sich in Nasensekret und Bronchien Pseudomonas aeruginosa (Desjardins et al. 1979).

Nasenpolypen: In etwa 10 bis 15% der Fälle entsteht auch eine chronische Sinusitis mit endonasalen Polypen. Die Ursache der Polypenbildung ist noch nicht endgültig klar. Man diskutiert eine direkte Auswirkung des Gendefektes sowie den chronischen Entzündungsreiz (Drake-Lee u. Pitcher-Wilmott 1982).

Stern et al. (1982) haben unter 605 Patienten mit zystischer Fibrose 157mal = in 26% Nasenpolypen beobachtet. Bei 13 Kindern war die Nasenpolyposis das Erstsymptom. Die Nasenpolypen traten selten vor Ablauf des 5. und nach Ablauf des 20. Lebensjahres auf. Die Autoren weisen auf die Möglichkeit einer Spontanremission der Nasenpolypen hin, was sie bei 17 von 62 nichtoperierten Patienten beobachten konnten.

Merke: Nasenpolypen bei Kindern unter 10 Jahren = Verdacht auf Mukoviszidose!

Therapie: Solange die Kinder Muttermilch bekommen, gedeihen sie gut. Später müssen Pankreasenzyme substituiert werden, wodurch die Notwendigkeit einer speziellen Diät entfällt.

Auf dem Antibiotika-Sektor sind im Hinblick auf die Staphylokokkeninfektion *nur penicillinasefeste Penicilline zulässig.* Bei Pseudomonasinfektion kommen Azlocillin oder Cefsulodin in Frage. Das noch nicht im Handel erhältliche Ciprofloxacin (Bayer) könnte eine Bereicherung der peroralen Therapie werden.

Bei *Verlegung der Nase durch Polypen* ist die — gegebenenfalls wiederholte — Polypenentfernung nicht zu umgehen. *Streng verboten sind Kortikosteroide sowie Antihistaminika.* Auch die medikamentöse Hustendämpfung ist kontraindiziert. Vorsicht mit Opiaten bei Narkosen!

Prognose: Durch die moderne Behandlung sind immerhin insoweit Fortschritte erzielt worden, als Mukoviszidosekranke mit früher Manifestation heute die Chance haben, das Erwachsenenalter zu erreichen.

4.3 Kartagener-Syndrom

Beschrieben wurde das Syndrom als Trias aus Situs inversus viscerum, Bronchiektasen und chronischer Sinusitis 1933 von dem Schweizer Kartagener. Zu der genannten Symptomentrias können sich hinzugesellen: Stirnhöhlenhypo- bis aplasie, Wabenlunge und Anomalien der Aa. pulmonales. *Bei etwa 10% der Patienten werden Nasenpolypen beobachtet.* Die bronchitischen Symptome zeigen sich in 90% der Fälle vor dem 14. Lebensjahr. Die Literaturangaben zur Häufigkeit des Kartagener-Syndroms schwanken zwischen 1:10000 und 1:40000 (Theopold et al. 1984).

Ätiologie: Offenbar besteht eine angeborene Schleimhautminderwertigkeit. Eine primäre Dyskinesie der Schleimhautzilien der oberen Luftwege (immotile cilia syndrome) bedingt beträchtliche Störungen des Schleimtransportes. Dennoch fanden Pedersen et al. (1981) bei der Untersuchung von Cilienstruktur und -funktion nur in 1/9 der Patienten wirklich immobile Zilien.

Theopold et al. (1984) haben im Elektronenmikroskop Riesenzilien mit Defekten im Aufbau der Axonemata gefunden. Es fehlten Dyneinarme sowie Teile der zentralgerichteten "Speichen".

Therapie: Die konservative Behandlung der Bronchialerkrankung kann gar nicht früh genug beginnen, damit Bronchiektasien und Schädigung des Alveolarorgans vermieden werden. Hier ergeben sich Parallelen zur Mukoviszidose. Die Polyposis nasi ist durch zurückhaltende chirurgische Intervention zu behandeln (Pedersen u. Mygind 1982).

4.4 Nasenpolypen und Asthma bronchiale

Bei Asthmatikern sind Nasenpolypen ein häufiger Befund. Duke (1927) fand unter 500 Asthmakranken 25% mit Polypen, Riccabona (1947) sogar 50%. Umgekehrt hatte Majer (1959) unter 427 Patienten mit endonasalen Polypen 76 = 18% Asthmakranke. Bei letzteren ergab die Polypenoperation Besserung bis Symptomfreiheit, das Polypenrezidiv zog neue Asthmaanfälle nach sich. Meist tritt die Bronchialreaktion zeitlich *nach* der Nasen-Nebenhöhlenveränderung auf.

Die Befundkombination Polypen: Asthma bedeutet indes nicht, daß etwa die Nasenpolypen Ursache der Bronchialerkrankung wären oder umgekehrt. Neuere Erkenntnisse über das Wesen des Asthma bronchiale haben hier mehr Schwierigkeiten als Klärung gebracht. So hat man die Vorstellung, *Asthma sei eine fast ausschließlich allergische Erkrankung, fallen gelassen,* seitdem man weiß, daß auch ganz unspezifische Reize wie Kälte, überfeuchtete Luft, Rauch sowie sogar psychische Einflüsse Asthma hervorrufen können. Entscheidender Faktor des Asthmas ist eine gesteigerte Erregbarkeit des Bronchialsystems (bronchiale Hyperreaktivität), die bei etwa 6% der Bevölkerung mittels Histamin- oder Acetylcholininhalation nachgewiesen werden kann. Diese *Hyperreaktivität* kann genetisch bedingt sein, aber auch erworben werden, insbesondere durch Ozoninhalation oder durch (Virus-)Infektionen.

Aus dieser neueren Sicht könnte die Kombination Asthma bronchiale: Polyposis nasi z.B. so zu erklären sein:

a) als zufälliges Zusammentreffen einer genetisch bedingten Hyperreaktivität der Bronchialwandungen mit entzündlicher Nebenhöhlenpolyposis

b) als Erwerb bronchialer Hyperreaktivität durch einen Entzündungsreiz, der an der Nase zu Polypenbildung führt

c) als Intoleranzerscheinung der gesamten respiratorischen Schleimhaut (Beispiel: Analgetika-Intoleranz), wobei auch hier nach neuerer Vorstellung keine echte Atopie zugrunde liegen soll

d) Inwieweit man heute den früher viel gebrauchten Begriff der sogenannten *Infektallergie* noch aufrecht erhalten kann, wage ich nicht zu entscheiden. Clerici und Teatini (1961) haben drei Mechanismen der bakteriellen Allergie herausgestellt:

– Die allergische Reaktion auf Bakterien (oder auch Viren) *ohne klinisch manifeste Infektion*

– Die allergische Reaktion auf klinische bakterielle Infektion

– Die bakterielle Superinfektion allergisch veränderten Gewebes, wobei der *Erreger nicht mit dem Antigen identisch* ist.

Ferstl et al. (1977) haben ein Schema zur Differentialdiagnose von Atopie und Infektallergie ausgearbeitet (Tabelle 2).

Tabelle 2. Differentialdiagnose von Atopie und Infektallergie (nach Ferstl, Kellner und Majer 1977)

	Atopie	Infektallergie
Bevorzugtes Alter	unter 40	über 40
Vererbung	häufig	selten
Andere Allergien		
Respirationstrakt	häufig	häufig
andere Organe	häufig	selten
Symptomatik	anfallsartig	permanent
Polypenbildung	selten	häufig
Allergische Sinusitis	selten	häufig
Sekretfluß Nase	+++	$\emptyset$ bis +
Eosinophilie	+++	$\emptyset$ bis +
Schleimhautödem	+	+++
Beschwerdemaximum	meist morgens	meist abends
Wirkung von Klimawechsel	positiv	anfangs negativ
Blutsenkung	normal	evtl. beschleunigt
Erfaßbarkeit durch Hauttests	++	(+)
Desensibilisierungserfolg	+++	$\emptyset$ bis (+)
IgE	erhöht	normal
IgG	normal	häufig erhöht
IgA	normal	häufig vermindert

5. Klinisches Erscheinungsbild und Diagnose

5.1 Vorgeschichte

In vielen Fällen kommt der Patient bereits mit der fertigen Diagnose, da er schon wegen Nasenpolypen behandelt bzw. operiert wurde. Bei mir waren das 55 von 147 Kranken. Ist man jedoch der erstuntersuchende Rhinologe, so achtet man auf folgende Kriterien besonders:

a) das Lebensalter. Nasenpolypen sind sehr selten bei Kindern. Nach Failliers (1974) liegt die Erkrankungshäufigkeit beim Erwachsenen bei etwa 0,2% (Vergleiche Einleitung: im HNO-Krankengut 0,5%). Beim Kinde dagegen ist sie um den Faktor 10 niedriger. Bei Kindern unter 10 Jahren mit Nasenpolypen muß man immer an die cystische Fibrose sowie das Kartagener-Syndrom denken. Kindliche Allergiker, besser Atopiker, entwickeln Nasenpolypen nur in 1% der Erkrankung und nicht vor Ablauf des 5. Lebensjahres (Caplin et al. 1971).

b) **das typische Beschwerdebild.** Nasenpolypen entwickeln sich häufiger doppelseitig als einseitig (Tabelle 3). Sie bewirken schließlich eine völlige Verlegung der Nase mit ausgeprägter Rhinophonia clausa und Kopfdruck. Typisch ist auch die Geruchsstörung in Form der respiratorischen Anosmie beim doppelseitigen Polypenträger. Bei meinen Patienten wurde Geruchsverlust von 1/3 der beidseitig erkrankten Patienten angegeben.

Ist die Nase noch nicht ständig und vollständig verstopft, so wird häufig ein Ventilmechanismus angegeben, mit völliger Blockade der Nase beim Schneuzversuch.

Beim **Choanalpolypen** wird ab einer gewissen Größe ein Kloß hinter dem Gaumensegel empfunden. Ist der Choanalpolyp solitär, das heißt, besteht keine zusätzliche vordere Polyposis, so verursacht er weniger eine Nasenverlegung als kloßige Sprache und sogar Schluckschwierigkeiten.
Massive Nasenpolypen reagieren auf abschwellende Nasentropfen kaum, dagegen meist sehr gut auf Kortikosteroide. Eine Ausnahme sind alte, fleischige und besonders Choanalpolypen, die auch mit Cortison kaum zum Kleinerwerden zu bringen sind. Im übrigen neigen die Polypen öfters zu Spontanbesserung, sogar zu Remissionen.

Tabelle 3. Angaben zur Vorgeschichte und klinische Befunde bei 147 wegen Nasenpolypen operierten Patienten.

Einseitige Polyposis	61	
Doppelseitige		86
Geruchsverlust		27
Choanalpolypen	8	
Bereits voroperiert		55
davon Caldwell-Luc/Siebbein		19
Kieferhöhlenfenster		2

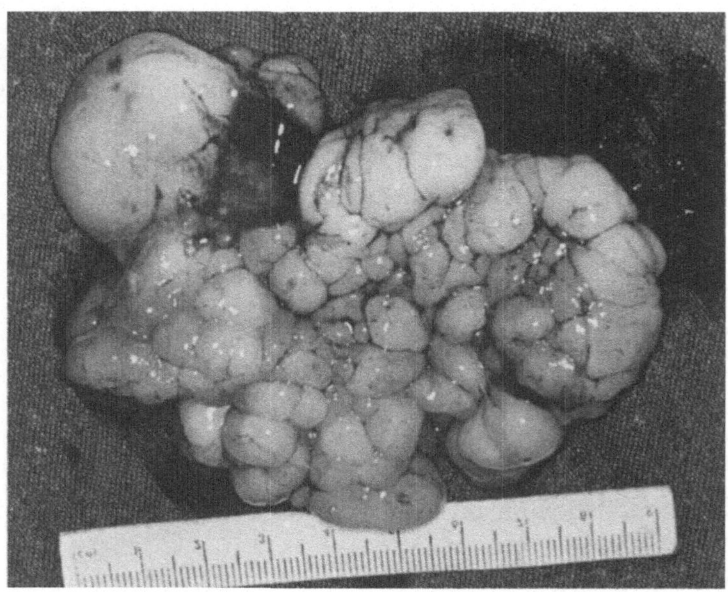

Abb. 2. Riesenchoanalpolyp mit gelappter Oberfläche und einem Gewicht von 73 Gramm. Der klinische Tumorverdacht bestätigte sich histologisch nicht

5.2 Klinische Befunde

Auch heute noch kann man besonders in ländlichen Gegenden Patienten antreffen, deren Nasenpolypen so massiv sind, daß sie im Naseneingang sichtbar (und u.U. vom Kranken selbst dort abgetrennt) werden. In solchen Fällen sieht man auch eine Auftreibung der äußeren Nase wie beim Woakes-Syndrom.

Choanalpolypen können ebenfalls eine beträchtliche Größe erreichen, u.U. bis zum Kehlkopf herabhängen und dann Atemnot bedeuten. Der in Abbildung 2 gezeigte Polyp wog 73 Gramm und war seinerzeit drittgrößter der Weltliteratur (Rekord bei 112 g, siehe Ganz 1960).

Weniger massive Polypen verstecken sich nicht selten hinter einer gleichzeitig bestehenden starken Schwellung der Nasenmuscheln und werden erst nach deren medikamentöser Abschwellung sichtbar. Gelegentlich hängen die Polypen mehr nach hinten und kommen erst nach dem Ausschneuzen zu Gesicht, andere fallen nach der Kieferhöhlenspülung in die Nase vor.

5.3 Röntgenbefunde

Nasenpolypen ohne pathologischen Röntgenbefund, besonders der Kieferhöhle, kommen selten vor, sind sie doch meist Auswüchse der

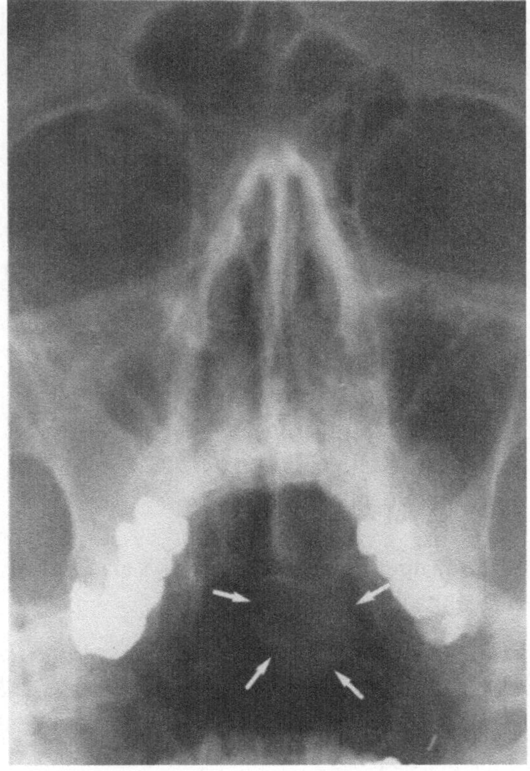

Abb. 3. Weichteilschatten im geöffneten Mund auf der okzipitodentalen Röntenaufnahme. Der Schatten war durch ein invertiertes Papillom mit dem Aspekt eines Choanalpolypen bedingt. Siehe Abb. 6 (aus Ganz 1984)

Nebenhöhlen(ostien-)schleimhaut. Nach Bunnag et al. (1983) werden bei 90% aller Polypenfälle pathologische Nebenhöhlenröntgenbefunde erhoben. Lediglich beim gestielten Choanalpolypen ist die Kieferhöhle öfters röntgenologisch scheinbar frei. Einzelheiten zum üblichen Röntgenbefund bei Polyposis nasi (Polypöse Schleimhautschwellung bis Verschattung der Kieferhöhle, Verschattung der polypengefüllten Nasenseite) brauchen in einem für Fachärzte bestimmten Artikel nicht rekapituliert zu werden. Es sei lediglich auf die weniger bekannte Tatsache hingewiesen, daß *Choanalpolypen* auf der okzipito-dentalen Aufnahme als Weichteilschatten im geöffneten Mund zu sehen sein können (DD Tumor! Abb. 3, siehe Ganz 1984).

Für die Beurteilung des Siebbeinlabyrinthes ist die *frontookzipitale Röntgentomographie* neben der *Endoskopie* wichtigstes Untersuchungsverfahren (Messerklinger 1980). Sie kann so nicht sichtbare solitäre Polypen in der Tiefe des mittleren Nasenganges aufdecken, deren Sanierung zur Ausheilung eines hartnäckigen entzündlichen Beschwerdebildes dieser Gegend ausreicht.

Auf die *Computertomographie* dagegen sollte, auch aus Kosten- und Strahlenbelastungsgründen, für die Routinediagnostik bei Polyposis nasi verzichtet werden. Sie wird nur benötigt bei den seltenen Fällen von *destruierender Polyposis* sowie bei Verdacht auf einen malignen Tumor.

5.4 Differentialdiagnose

Bei in der Nasenhöhle sichtbaren umschriebenen "Wucherungen" mit Polypencharakter sind differentialdiagnostisch abzugrenzen

1. anatomische Varianten und Mißbildungen
2. Muschelhyperplasien
3. der blutende Septumpolyp
4. gutartige Tumoren
5. lokal bösartige Tumoren
6. bösartige Tumoren

5.4.1 Folgende **anatomischen Varianten** können mit Nasenpolypen verwechselt werden:

a) die *pneumatisierte mittlere Nasenmuschel.* Sie ist in ihrem Kopf- und Halsteil aufgetrieben. Die Diagnose läßt sich durch Tomogramm und Nasenendoskopie stellen, andernfalls merkt man seinen Irrtum erst bei der Polypenoperation.
b) die sogenannte *gedoppelte mittlere Muschel.* Sie entsteht infolge hutkrempenartiger Vorbuckelung der medialen Infundibulumwand in den mittleren Nasengang (Messerklinger 1980).

5.4.2 Muschelhyperplasien

Zur Abgrenzung von Polypen haben wir gelernt, daß man Muschelgewebe an der rötlichen Farbe erkennen könne, auch seien Muschelanteile nicht wie ein Polyp durch Umfahren mit dem Watteträger abgrenzbar. Da aber Polypen nicht nur aus den Nebenhöhlen kommen, und da es auch ödematöse – und operationsbedürftige – umschriebene Muschelhyperplasien gibt, sind die genannten Kriterien nicht sehr zuverlässig. In jedem Falle ist bei der Polypenoperation, auch wenn man sie nach alter Art mit der "reißenden" Schlinge vornimmt, zu vermeiden, daß größere Muschelanteile geopfert werden. Eine iatrogene Rhinitis sicca bzw. "Ozäna"könnte die Folge sein.

5.4.3 Der sogenannte blutende Septumpolyp

Er kann wegen seiner typischen Lokalisation am Locus Kiesselbach des
Septums eigentlich kaum mit endonasalen Polypen verwechselt werden.
Bei dem bis erbsgroßen, weichen, meist rötlichen Tumor handelt es sich
in der Regel um ein pyogenes bzw. teleangiektatisches Granulom. An der
gleichen Stelle kommen jedoch auch gutartige Geschwülste vor (Fibrome,
Mischtumoren). Sogar Malignome (Melanome!) können vorne am Septum lokalisiert sein, weshalb ein blutender Septumpolyp in jedem Falle
ausgiebig mitsamt seiner Basis exzidiert und histologisch untersucht
werden muß.

5.4.4 Echte Tumoren

Praktisch alle im Gesichtsschädelbereich vorkommenden Tumoren
können zumindest zeitweise als polypenähnliche Gebilde der Nasenhöhle
imponieren.

5.4.4.1 *Gutartige Geschwülste* der Nasenhöhle mit Polypencharakter

sind nur in wenigen Fällen beschrieben worden (Lipom bzw. Fibrolipom,
Neurinom, Oncocytom, Mukoepidermoidtumor, Mischtumor des Sep-
tums, extracranielles Meningiom, Riesenzelltumor, Glomustumoren).
Literatur siehe bei Ganz (1977) sowie Hommerich (1977). Ein für die
Nase typischer, wenn auch seltener gutartiger Tumor ist

Das nasale Gliom
Bisher sind etwa 100 Fälle bekannt (Ross 1966). Rein intranasale Gliome
finden sich bei etwa 30% dieser Patienten. Sie manifestieren sich in der
Regel schon beim Kleinkind und werden überwiegend als geschwulst-
artig reagierender Überrest oder Teil einer Meningoencephalozele angesehen.

Intranasale Gliome sehen Nasenpolypen täuschend ähnlich. Die
Diagnose ist eindeutig erst durch die feingewebliche Untersuchung zu
stellen. Bei fehlerhafter Abschlingung des "Polypen" besteht große
Meningitisgefahr, da solche Tumoren meist einen Stiel durch die Fronto-
basis besitzen.

Bei der *Operation* müssen HNO-Arzt, Neurochirurg und möglichst
auch Augenarzt zusammenwirken. Ross (1966) empfahl für jeden Fall
die frontale Kraniotomie.

Einen Nasenpolypen vortäuschen kann auch die einfache **Meningozele** ohne Tumorcharakter (Bagger-Sjoback et al. 1983). Derartige
Polypen sind stets einseitig und cystisch. Eine eigene Beobachtung:

Ein 15jähriger Junge mit auffallendem Turmschädel kommt wegen eines großen
Choanalpolypen links. Vor 4 Jahren hat er eine Meningitis gehabt. Auf dem Röntgenbild der Nasennebenhöhlen ist eine entzündliche Schleimhautschwellung der linken
Kieferhöhle zu sehen. – Am 9.12.1976 wird der Polyp in typischer Weise entfernt.
Er ist gestielt, aber auffallenderweise cystisch. Kein Liquorfluß. Histologisch finden
sich Hirnhautanteile und Gliagewebe. Die daraufhin veranlaßte neuroradiologische
Untersuchung entdeckt nach längerem Bemühen eine Knochenlücke des Siebbein-
daches mit Meningozele. Während der ganzen Zeit kein Liquorfluß, keine Kopfschmerzen, keine Meningitis. Der Patient wird in der neurochirurgischen Klinik
Gießen erfolgreich operiert. Er ist jetzt 8 Jahre beschwerdefrei.

Eine große Rarität dürfte auch die eigene Beobachtung eines vom
Processus pterygoideus rechts ausgehenden **Osteoms** sein, das die Choane
ausgeweitet hatte und bei der Spiegelung als heller Choanalpolyp imponierte (Abb. 4). Da der Tumor kaum Beschwerden machte, wurde auf
die Radikaloperation verzichtet.

Ebenfalls sehr selten sind **gutartige Gefäßtumoren** der inneren
Nase. Beschrieben sind wenige Fälle von Glomustumor Typ Masson
und etwas mehr von Hämangiopericytom. Beide Geschwulsttypen sind
einander eng verwandt. Auch hier eine eigene Beobachtung:

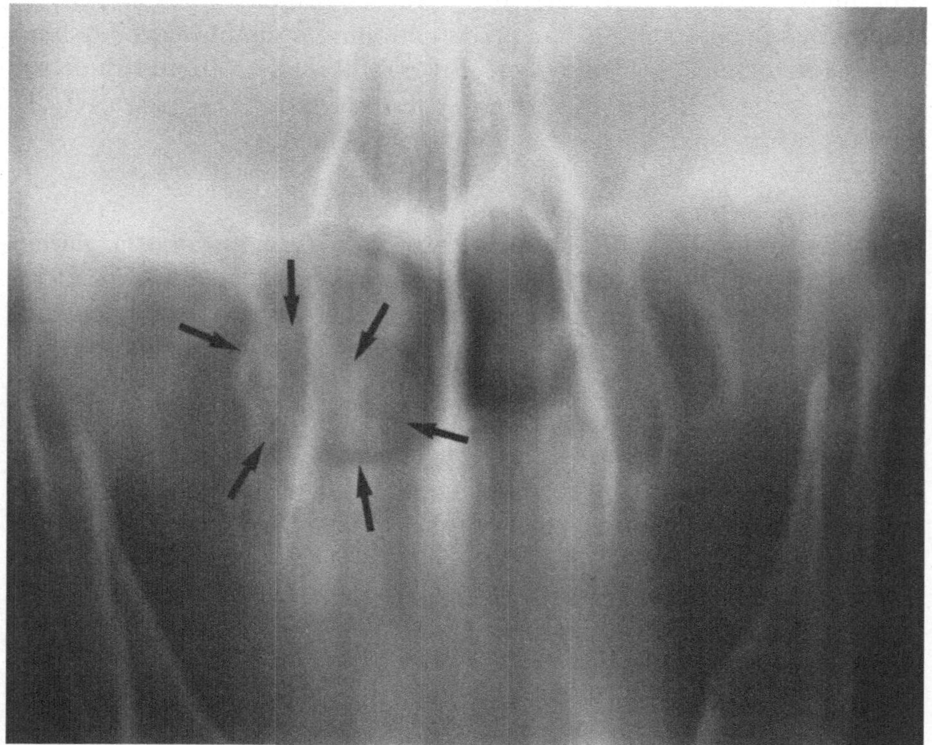

Abb. 4. Osteom vom Processus pterygoideus ausgehend bei 64jähriger Frau. Darstellung des Tumors im Röntgen-Schichtbild. Die rechte Choane ist durch das langsam wachsende Gebilde, das klinisch als blasser Choanalpolyp imponierte, deutlich
erweitert (aus Ganz 1984)

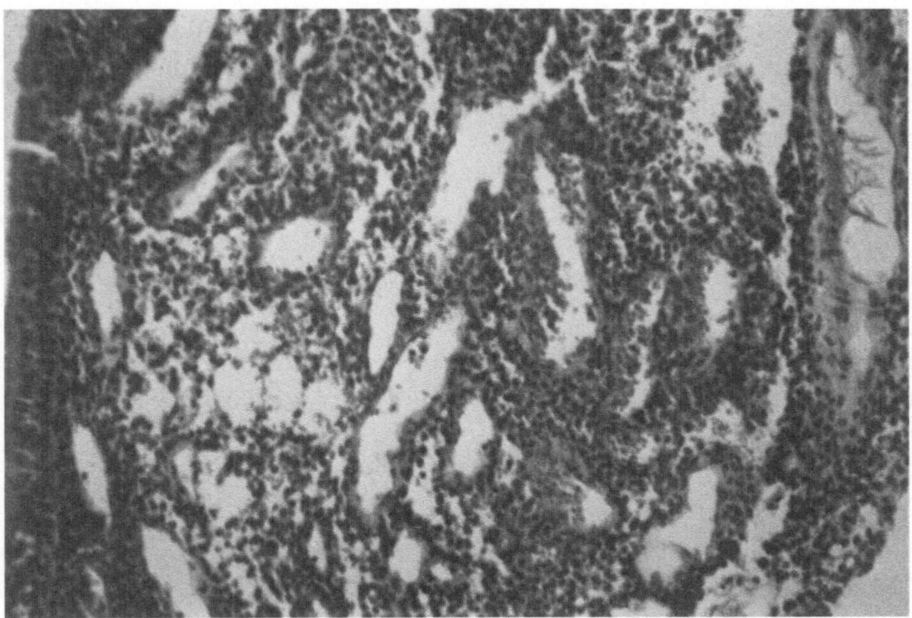

Abb. 5. Histologisches Bild eines Gefäßtumors der Nase, am ehesten Glomustumor Masson, der als rötlicher gestielter Polyp vom oberen Nasengang herabhing

Eine 55jährige Frau hat seit 3 Monaten eine blockierte Nase mit Geruchsverlust sowie zeitweise Oberkiefer-/Schläfenkopfschmerzen links. Internistisch bestehen Hypertonus und Stenocardieneigung. Es wird ein rötlicher, gestielter Polyp der linken Nasenseite mit Ursprung vom oberen Nasengang festgestellt und am 7.2.1980 ambulant abgetragen. Dabei blutet es ziemlich stark.

Histologische Diagnose: Glomustumor Typ Masson. Schon 4 Wochen später muß ein neuer Polyp abgetragen werden. Die feingewebliche Untersuchung hat das gleiche Ergebnis (Abb. 5). Eine eingehende internistische Untersuchung ergibt keinen Anhalt für hormonelle Aktivität des Tumors. Die Patientin wird der Marburger Universitäts-HNO-Klinik überwiesen, wo man den von der mittleren Muschel ausgehenden und inzwischen auch in der Choane sichtbaren Tumor radikal entfernt.

5.4.4.2 Lokal bösartige Nasentumoren

Hierher gehören

a) **das Aesthesioneuroblastom.** Der vom N. olfactorius ausgehende Tumor ist weich, wächst meist in der Nasenhaupthöhle selbst und ist charakterisiert durch starke Neigung zu Spontanblutungen. *Therapeutisch* wird die Kombination von Radikaloperation und Radiatio empfohlen.

b) **das invertierte Papillom.** Dieser Tumortyp unterscheidet sich von den vorne in der Nase und am Septum wachsenden exophytischen Papillomen dadurch, daß die Epithelproliferation nicht nach außen erfolgt, sondern sich in das Stroma des Tumors selbst hineinsenkt. Invertierte Papillome gelten als selten, sind jedoch deutlich häufiger als die bisher besprochenen Geschwulsttypen. Ich habe selbst in 10 Jahren Praxis 4 Patienten (3 Männer, eine Frau) mit invertierten Papillomen der Nase operiert, in der gleichen Zeit 147 Patienten mit Nasenpolypen. Das entspricht einem Zahlenverhältnis von 36:1. In der bei Hommerich (1977) zitierten Literatur werden ähnliche Vergleichszahlen genannt. Man vermutet eine Virusätiologie.

Das invertierte Papillom wächst mehr in der Tiefe der Nase. Bei Hyams (1971) sind als Ausgangspunkte angegeben

Nur laterale Nasenwand	18 Fälle
Laterale Nasenwand und Kieferhöhle	22 Fälle
Laterale Nasenwand und Siebbein	6 Fälle
Kieferhöhle allein	13 Fälle
Stirnhöhle allein	2 Fälle

Entsprechend der tiefen Ursprungsstelle scheinen invertierte Papillome bevorzugt in Richtung Nasen-/Rachenraum zu wachsen, wo sie als Choanalpolyp mißdeutet werden können (Ganz 1984, Abb. 3, 6).

Röntgenbefunde: Nach Hommerich (1977) gibt es keinen typischen Röntgenbefund für diese Tumorart. Appel et al. (1983) beschreiben indes als häufigsten Befund beim invertierten Papillom einen einseitigen dichten Rundschatten im Nasen-/Rachenraum, d.h. im geöffneten Mund, auf der okzipito-dentalen Nebenhöhlenaufnahme, der mit einer Verschattung der gleichseitigen Nasennebenhöhlen korrespondiere. Dieser Befund ergibt sich aus der bereits erwähnten Neigung der Papillome zur Wachstumsrichtung nach hinten. Was auf der Röntgenaufnahme erscheint, ist eben der "Choanalpolyp".

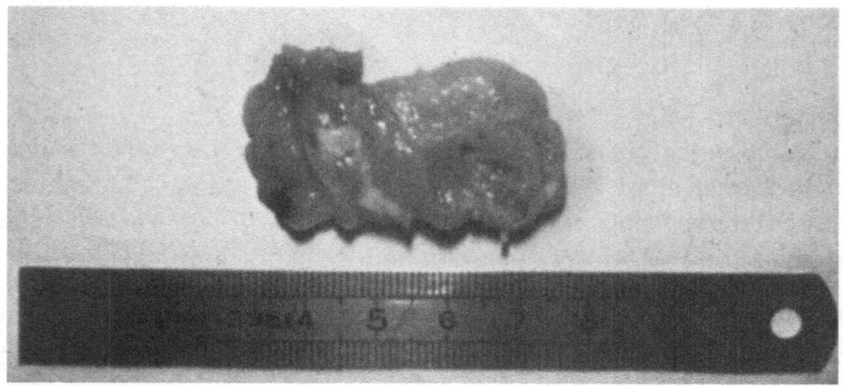

Abb. 6. Großes invertiertes Papillom mit Ausgang vom hinteren Siebbein (Operationspräparat). Der Tumor imponierte klinisch als Choanalpolyp

Eine Möglichkeit der Differentialdiagnose zwischen entzündlichem Choanalpolyp und Tumor ergibt sich durch die Tatsache, daß die entzündlichen Polypen bei verschiedenen Kopfstellungen ihre Lage verändern = Pendeln des Choanalpolypen, der Tumor aber nicht. Sjoberg und Lorine (1982) versuchen dieses Kriterium durch seitliche Röntgenschichtung des Kopfes bei verschiedenem Neigungswinkel zu nutzen.

Therapie der invertierten Papillome: Da dieser Tumortyp oft destruierend wächst, ist seine radikale Entfernung erforderlich; in der Regel mittels Nebenhöhlenoperation von außen. Die Rezidivrate ist dennoch hoch. Sie wird von Hyams (1971) mit 66% angegeben. Malignität bzw. maligne Entartung im strengen Sinne wurden jedoch nur sehr selten beobachtet.

Bei allem Respekt vor dem invertierten Papillom hat man dennoch den Eindruck, daß sich diese Tumoren von Fall zu Fall unterschiedlich verhalten. Ich habe einerseits während meiner Klinikzeit den Leidensweg zweier Patienten miterleben müssen, die nach Dutzenden von Operationen schließlich an ihrem Tumor zugrunde gingen, nachdem dieser die Schädelbasis durchwachsen hatte. Andererseits sind alle vier zuletzt von mir operierten Patienten bisher rezidivfrei, die drei Männer nach Nebenhöhlenoperation von außen 8, 4 und 2 Jahre, die Frau nach einfacher Papillomabtragung 4 Jahre (!).

5.4.4.3 Bösartige Geschwülste von Nase und Nasennebenhöhlen

Alle diese Tumoren gleich welcher histologischen Struktur können zumindest zeitweise in der Nase Polypenform haben, oder aber sich hinter einer entzündlich-allergischen Polyposis verstecken. Ich beobachtete ein adenoid-zytisches Karzinom mit Ausgang vom hinteren Septum, das als Choanalpolyp imponierte, sowie ein Plattenepithelkarzinom, das sich hinter entzündlichen Polypen versteckte. Der letztere Fall ist besonders lehrreich, zeigt er doch eindrücklich, wie "es nicht sein soll".

Ein 50jähriger Mann hat beim Schneuzen rechts Blutbeimengung im Nasensekret bemerkt. Bei der Rhinoskopie sieht man papillomverdächtige Polypen, die Kieferhöhle ist röntgenologisch verschattet (Abb. 7). Bei der Probeexzision aus der Nase wird jedoch kein Tumorgewebe nachgewiesen. Trotzdem rate ich, wegen Papillomverdacht, dringend zur operativen Revision. Der Patient lehnt zunächst ab, dann erklärt ihn der Internist nicht für narkosefähig. So verschiebt sich der Eingriff um 7 Monate und kann erst am 25.1.1979 als Nebenhöhlenoperation von außen durchgeführt werden. Dabei zeigt sich, daß hier offensichtlich ein maligner Tumor vorliegt, mit Ausgang vom vorderen Siebbein, der bereits die knöcherne Wand der Orbita usuriert, das Siebbeindach zerstört und die Dura durchwachsen hat. Der hinzugezogene Neurochirurg sieht keine Möglichkeit eines Eingreifens. Obwohl außer in der Dura alles Tumorgewebe makroskopisch im Gesunden entfernt wurde, ist die Prognose dubiös. *Histologischer Befund:* hochdifferenziertes Plattenepithelkarzinom. Der Patient wird an die Universitäts–HNO-Klinik abgegeben, wo man keine Möglichkeit einer weitergehenden chirurgischen Therapie sieht und die Radiatio veranlaßt. Der Patient verstirbt am 5.7.1979.

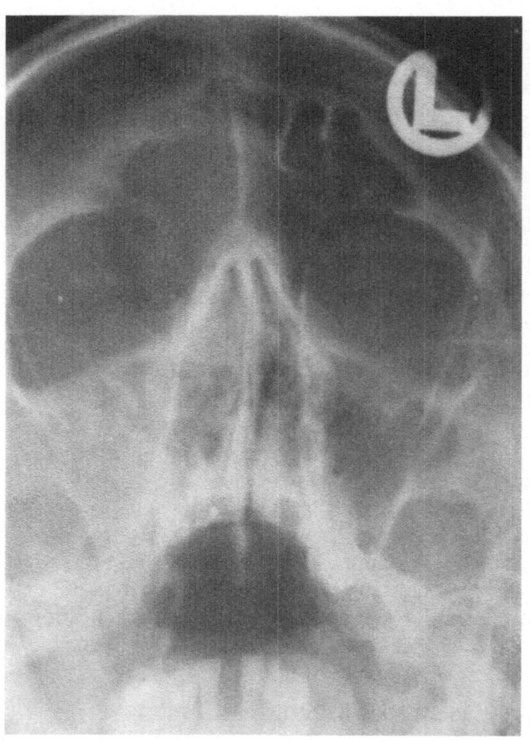

Abb. 7. Nasennebenhöhlen-Röntgenaufnahme bei 50jährigem Mann mit suspekten Nasenpolypen. Die röntgenologisch suspekte rechte Stirnhöhle war lediglich mit polypöser Schleimhaut gefüllt. Das vom Siebbein ausgehende Karzinom stellte sich nicht dar

In der *Differentialdiagnostik Polypen: Tumor* darf man sich keinesfalls auf die in Tabelle 4 aufgelisteten klinischen Kriterien verlassen, die sämtlich unsicher sind.

Tabelle 4. Klinische Kriterien, die bei der Abgrenzung Nasenpolypen : Tumor mit herangezogen werden können

Kriterium	Polypen	Tumor
Allergievorgeschichte	+	Ø
Nasenbluten	Ø	+
Lokalisation	doppelseitig	einseitig
Farbe	blaß/ödematös	rötlich/fleischig
Oberfläche	glatt	höckerig/gelappt
Konsistenz	elastisch	fest
Isolierter Choanalpolyp	(+)	+
Äußere Auftreibung	Ø	+
Blutung bei Operation	(+)	+
Knochendestruktion	Ø	+

Die einzige sichere Methode der Abgrenzung ist die **feingewebliche Untersuchung.** Dabei sollten drei Regeln beherzigt werden:

A) Jedes aus der Nase entnommene Gewebe muß histologisch untersucht werden!

B) Isolierte Choanalpolypen sind besonders tumorverdächtig und dürfen auf keinen Fall verworfen werden!

C) Bei klinischem Tumorverdacht beruhige man sich nicht mit einer negativen Probeexizision, sondern wiederhole die Gewebsentnahme, gegebenenfalls nach Eröffnung der benachbarten Nebenhöhle!

6. Therapie der Polyposis nasi

Vor Beginn einer Behandlung sollte jeder Polypenpatient grundsätzlich *allergologisch untersucht* werden. Zu diesem Untersuchungsgang gehören nach Marks (1982)

— die spezielle Anamnese
— die körperliche Untersuchung einschließlich Rhinoskopie
— Eosinophilensuche im Nasensekret
— Hauttests, soweit indiziert
— Ausschluß bzw. Nachweis von Nahrungsmittel- oder Medikamenten-allergie (Analgetika!)
— Ausschluß bzw. Nachweis sonstiger Umweltallergene

Bei positivem Befund ist die *gezielte allergologische Behandlung vorrangig,* die meist durch den Dermatologen erfolgt.

6.1 Symptomatische konservative Behandlung

An Medikamenten stehen zur Verfügung

a) *Abschwellende Nasentropfen* mit und ohne Kortikosteroidzusatz. Sie sind bei schwerer Polyposis wenig wirksam.

b) *Kortikosteroide* in drei Applikationsformen:

— per os. Schon durch sehr kleine Dosen von Prednisolon oder Dexamethason, die deutlich unterhalb der Cushingschwelle liegen, lassen sich Nasenpolypen zum Verschwinden bringen bzw. wenigstens in ihrer Größe reduzieren.

— intramuskulär als Depotinjektion (z.B. Volon A 40/80®, Diprosone Depot®). Die Wirkung solcher Injektionen hält etwa 4 Wochen an. Die Allergologen lieben sie nicht. In jedem Falle sollten Steroid-

Depotinjektionen beim Erwachsenen höchstens zweimal im Jahr und bei Kindern unter 16 Jahren überhaupt nicht gegeben werden.
– lokal als Sprays (z.B. Beconase®, Viarox®, Pulmicort®). Über gute Ergebnisse bei Nasenpolypen berichteten u.a. Schweckendiek (1980), Holopainen et al. (1982), Karlsson und Rundcrantz (1982). Dem neuesten Präparat Budesonid (Pulmicort®) geht der Ruf einer besonders guten Wirkung auf Nasenpolypen voraus, die sich auch gegen Placebo objektivieren ließ (Holopainen et al. 1982).

Nach Mygind (1982) beruht der Effekt der intranasalen Kortikoidmedikation auf der Sekretionshemmung der Nasendrüsen, einer Ödemreduzierung der lamina propria infolge Permeabilitätsherabsetzung der Blutgefäße sowie einer Stabilisierung der Epithelbarriere, die an einer Abnahme der Albuminkonzentration und der IgG im Nasensekret erkennbar ist. Mygind hält lokale Steroidbehandlung für sinnvoll bei Notwendigkeit einer Polypenoperation öfters als ein- bis zweimal jährlich, sowie als Prophylaxe nach Polypen (nach)resektion.

c) Orale Schnupfenmittel, Kalziumpräparate sowie Antihistaminika und deren Verwandte sind bei Nasenpolypen weitgehend wirkungslos.
d) Bei *bakterieller Sinusitis mit Polypen* sind Antibiotika erforderlich. Empfohlen werden Doxycyclin, Lincomycin, Cephalosporine, bei Kindern auch Erythromycin.

6.2 Operative Behandlung

Nasenpolypen müssen, wenn sie eine gewisse Größe überschreiten, operativ entfernt werden (Albegger 1980). Diese gewisse Größe ist spätestens bei völliger Verlegung der Nase bzw. respiratorischer Anosmie gegeben. Hinsichtlich der Radikalität des Eingriffs zeichnet sich heute ein Wandel zu weniger ausgedehntem Vorgehen ab. Im Prinzip stehen folgende Operationsverfahren zur Disposition:

1. die endonasale Polypenabtragung allein
2. die Polypenentfernung mit endonasaler Siebbeinoperation
3. die Polypenabtragung mit Kieferhöhlen-Siebbein-(Keilbeinhöhlen-) operation
4. die Nasennebenhöhlenoperation von außen.

6.2.1 Die *Nasenpolypenabtragung mit der Schlinge* ist das althergebrachte Verfahren, mit dem einzigen Sinn, für eine gewisse Zeit "Luft zu schaffen". In der Regel wird in lokaler Schleimhautanaesthesie operiert. In Narkose ist die Übersicht durch reaktive Muschelschwellung und starke Blutung erschwert. Bei Blutungsneigung besteht die Möglichkeit der *kryochirurgischen Behandlung* sowie die der Ligatur des Polypenstiels (Müller-Hermann 1982). Da die Wurzel der Polypenbildung weder anatomisch noch ätiologisch getroffen wird, ist ein Nachwachsen der Hyperplasien nur eine Frage der Zeit.

6.2.2 Die Polypenentfernung mit *endonasaler Siebbeinoperation* war lange Zeit verpönt wegen ihrer Komplikationen. Man arbeitet ja geradewegs auf die Rhinobasis zu (Dura-Verletzungsgefahr) und tangiert u.U. auch Orbita und N. opticus (Erblindung möglich, Berendes 1969). Zumindest muß für ausreichende Übersicht gesorgt, d.h. nötigenfalls das Septum mitoperiert werden. Die endonasale Operation erlebt heute durch die Arbeiten Messerklingers (1980) und seiner Schüler eine Renaissance. Durch die Fortschritte der Nasenendoskopie ist die Komplikationsrate stark reduziert worden. Man operiert vorwiegend im Bereiche des Infundibulum bzw. des mittleren Nasenganges und vermeidet so die Gefahrenstellen weiter oben und hinten. Als Anästhesie genügt Pantocain-Suprareninlösung.

Eichel (1982) berichtete über 236 endonasale Siebbeinoperationen an 123 Patienten. Die Erfolgsquote lag bei 80 bis 90%, sogar bei vorangegangener auswärtiger Siebbeinoperation.

Eine im Gegensatz zu Messerklinger sehr aggressive endonasale Siebbeinoperation propagiert Wigand (1981). Dabei werden unter Miteinbeziehung der Keilbeinhöhle alle erreichbaren Siebbeinzellen vollständig ausgeräumt. Spezielle Instrumente wie ein Saug-Spülendoskop sowie große operative Erfahrung sind für einen solchen Eingriff Voraussetzung. Wigand berichtete über 327 eigene Fälle. Unter 84 nach mehr als einem Jahr nachuntersuchten Patienten waren 83% völlig oder nahezu beschwerdefrei.

6.2.3 Die *Kieferhöhlenradikaloperation mit transmaxillärer Siebbeinausräumung* (und eventuell Keilbeinhöhlenrevision) galt lange Zeit als Methode der Wahl bei ausgedehnter Polyposis nasi, obwohl man auch hiermit nur etwa in der Hälfte der Fälle dauerhafte Befreiung von den Polypen erreichte. Heute sind die kritischen Stimmen wegen der doch nicht seltenen störenden Nachwirkungen des Eingriffs (siehe bei Ganz 1983) so laut geworden, daß der Caldwell-Luc nicht mehr als operative Routinemaßnahme empfohlen werden kann. Auch heute noch von der Mehrzahl der HNO-Ärzte anerkannt werden dürften die nachstehenden *Indikationen* der Kieferhöhlen-Siebbeinoperation:

– der Choanalpolyp. Da er fast immer von der Kieferhöhle ausgeht, kann ein Rezidiv nur durch Ausräumen dieser Nebenhöhle vermieden werden (Fairbanks 1982, Ryan und Neel 1979)
– die bakteriell mischinfizierte chronische Polyposis, die durch Antibiotika, Polypenabtragung und allergologische Maßnahmen nicht gebessert werden konnte, besonders bei Kombination mit Asthma bronchiale

– exzessive, anders nicht beeinflußbare und destruierende Polyposis
– Polyposis nasi mit Tumorverdacht.

6.2.4 Die *Nasennebenhöhlenoperation von außen* war schon immer nur ultima ratio bei rezidivierender schwerer Polyposis nasi. Schröer (1959) empfahl dieses Vorgehen *zusätzlich* zur Caldwell-Luc'schen Operation und hoffte so ein vollständiges Ausrotten der erkrankten Nebenhöhlenschleimhaut zu erreichen. Erfahrungsgemäß gelingt dies jedoch auch auf diese radikale Weise nicht immer.

Ich habe zwei Frauen mitbehandelt, die nach zahlreichen Nebenhöhlenoperationen, zuletzt von außen, schließlich sogar *Polypen der Septumschleimhaut* entwickelten.

Als *Indikationen für den Eingriff von außen* müssen wir auch heute noch die destruierende Polyposis und die Polypen mit Tumorverdacht gelten lassen.

7. Das ungelöste Rätsel

Wer den voranstehenden Beitrag, der sich um Systematik bemühte, bisher hierher gelesen hat, hält die Polyposis nasi vielleicht für ein wohldefiniertes Leiden, das ein klares diagnostisches und therapeutisches Konzept ermöglicht. Stimmt das wirklich?

Tatsächlich steckt der Umgang mit dem Phänomen Nasenpolypen voller Rätsel:

– Warum hat der eine Patient nach der Polypenabtragung 10 Jahre Ruhe, während andere schon nach 8 Wochen mit status quo wiederkommen?
– Warum verschwinden zuweilen Polypen spontan oder nach der Prämedikation zum Eingriff?
– Warum verspüren Asthmakranke nach Polypenextraktion in ihrer Mehrzahl eine Besserung auch des Bronchialleidens, während bei einigen wenigen der gleiche Eingriff einen status asthmaticus mit Lebensgefahr auslöst?
– Warum haben manche Patienten jahrelang eine nur einseitige Polyposis, die sogar zur Radikaloperation zwingt, und entwickeln erst viel später das gleiche auf der Gegenseite?
– Warum entstehen Polypen manchmal sogar am Septum, wo die anatomischen Voraussetzungen dafür am ungünstigsten sind?
– Warum sind Nasenpolypen bei Kindern so selten?

— Warum treten Nasenpolypen gemeinsam mit genetisch begründeten Defekten auf?

— Ist die Polyposis nasi tatsächlich eine definierbare Krankheit, oder handelt es sich — wie eingangs erwähnt — nicht doch nur um eine Reaktionsform der respiratorischen Schleimhaut auf die unterschiedlichsten Reize?

Auch die allergologische Forschung hat uns nur für wenige Fälle weitergebracht. Die Mehrzahl der Polypenerkrankungen bleibt trotz allem: ungelöstes Rätsel und Provokation der Forscher zugleich!

Literatur

Albegger KW (1977) Banale Entzündungen der Nase und der Nasennebenhöhlen. In: Berendes J, Link R, Zöllner F (Hrsg) Hals- Nasen-Ohrenheilkunde in Praxis und Klinik, Bd 1/XI. Thieme, Stuttgart

Albegger KW (1980) Zur Diagnose und Therapie allergischer Entzündungen der Nase und der Nasennebenhöhlen. In: Ganz H (Hrsg) HNO-Praxis Heute, 1/73. Springer, Berlin Heidelberg New York Tokyo

Appel W, Schulte-Mattler K, Uhlenbruck D (1983) Invertiertes Papillom der Nase und Nasennebenhöhlen, radiologische Befunde. Fortschr Röntgenstr Nuclearmed 138:322

Bagger-Sjoback D, Bergstrand G, Edner G, Anggard A (1983) Nasal meningocele. A clinical problem. Clin Otolaryngol 8:329

Berendes J (1969) Gefahren bei Siebbeinoperationen. Z Laryngol Rhinol 48:19

Bunnag C, Pacharee P, Vipulakom P, Siryananda S (1983) A study of allergic factor in nasal polyp patients. Ann Allergy 50:126

Caplin I, Haynes JT, Spahn J (1971) Are nasal polyps an allergic penomenon? Ann Allergy 29:631

Clerici E, Teatini J (1961) Specific and non specific nasal allergy and its relationship to infection. Fortschr HNO-Heilkunde 10:30

Desjardins R, Guerguerian, A, Sidani Z (1979) ENT-manifestations of cycstic fibrosis. Can J Otolaryngol 8:501

Drake-Lee AB, Pitcher-Wilmott RW (1982) The clinical and laboratory correlates of nasal polyps in cystic fibrosis. Int J ped Otolaryngol 4:209

Duke WW (1927) Allergy in otorhinolaryngology. Ann Otolaryngol 36:820

Eichel BS (1982) The intranasal ethmoidectomy: a 12 year perspective. Otolaryngol Head Neck Surg 90:540

Enzmann H, Rieben FW (1983) Rhinosinusitis polyposa und Analgetikaintoleranz (Apririnintoleranz). Laryngol Rhinol 62:119—125

Falliers CJ (1974) Familial coincidence of asthma, aspirin intolerance and nasal polyposis. Ann Allergy 32:65

Fairbanks DNF (1982) Dental and allergic aspects of sinusitis and nasal polyposis. Otolaryngol Head Neck Surg 90:527

Fanconi G, Uehlinger E, Knauer C (1936) Das Zöliakiesyndrom bei angeborener cystischer Pankreasfibrose und Bronchiektasen. Wien Med Wochenschr 86:753

Ferstl A, Kellner G, Majer EH (1977) Allergische Krankheiten und neurovaskuläre Störungen der Nase und ihrer Nebenhöhlen. In: Berendes J, Link R, Zöllner F (Hrsg) Hals- Nasen- Ohrenheilkunde in Praxis und Klinik, Bd 1/XVI. Thieme, Stuttgart

Friedman M, Weingarten J (1983) Nasal polyposis with invasion into the orbit.
    Arch Otolaryngol (Chicago) 109:273
Ganz H (1960) Über Choanalpolypen. Med Monatsschr, 237
Ganz H (1977) Dermatosen, Tumoren der äußeren Nase. In: Berendes J, Link R, Zöll-
    lner F (Hrsg) Hals- Nasen- Ohrenheilkunde in Praxis und Klinik, Bd 1/VII.
    Thieme, Stuttgart
Ganz H (1983) Spätfolgen radikaler Nebenhöhlenoperationen und ihre therapeutischen
    Konsequenzen. In: Ganz/Schätzle (Hrsg) HNO-Praxis Heute, Bd 3/19. Springer,
    Berlin Heidelberg New York Tokyo
Ganz H (1984) Fehldiagnose Choanalpolyp — Nasentumoren in den Choanen. Arch
    Ohr Nas Kehlk Heilk Suppl II 143
Hlavacek VL, Lojda ZD (1959) Histologisches Bild der allergischen Nasenschleimhaut
    vor und nach ACTH- und Cortisonbehandlung. In: Eigler G, Findeisen D (Hrsg)
    Der Schnupfen. Barth JA, Leipzig, S. 58
Holopainen E, Grahne B, Mahnberg H (1982) Budesonide in the treatment of nasal
    polyposis. Europ J Respirat Dis 63, Suppl 122:221
Hommerich KW (1977) Gutartige Geschwülste der Nase und ihrer Nebenhöhlen.
    In: Berendes J, Link R, Zöllner F (Hrsg) Hals- Nasen- Ohrenheilkunde in Praxis
    und Klinik, Bd 2/XX. Thieme, Stuttgart
Hyams V (1971) Papillomas of the nasal cavity and paranasal sinuses. Ann Otol
    (St Louis) 80:192
Jahnke V (1981) Immunologische Reaktionen der Nasenschleimhaut. Allergologie
    4:99
Karlsson G, Rundcrantz A (1982) A randomized trial in intranasal beclomethasone
    dipropionate after polypectomy. Rhinology 20:144
Kartagener M (1933) Zur Pathogenese der Bronchiektasien. I. Mitteilung. Beitr
    z Klin d Tuberkulose 83:33
Kellerhals B, de Uthemann B (1979) Woakes' Syndrome: the problems of infantile
    nasal polyps. Int J Ped Otolaryngol 1:79
Krajina Z (1963) A contribution to the aetiopathogenesis of the nasal polyps. Pract
    ORL (Basel) 25:241
Lüscher E (1936) Über den neurovaskulären Symptomenkomplex. Acta Otolaryngol
    (Stockh) 23:458
Majer EH (1959) Histologische Befunde bei allergisch-hyperplastisch-polypöser
    Rhinopathie. In: Eigler G, Findeisen D (Hrsg) Der Schnupfen. Barth JA, Leipzig,
    S 49
Marks MB (1982) Nasal polyposis — etiology and treatment. Ann Allergy 49:196
Messerklinger W (1959) Histologische Untersuchungen zur Funktion der Schleimhaut
    der oberen Luftwege. In: Eigler G, Findeisen D (Hrsg) Der Schnupfen. Barth JA,
    Leipzig
Messerklinger W (1980) Diagnostische und therapeutische Möglichkeiten des nieder-
    gelassenen HNO-Arztes bei der Sinusitis. In: Ganz H (Hrsg) HNO-Praxis Heute 1.
    Springer, Berlin Heidelberg New York Tokyo, S 101
Müller-Hermann E (1982) Nasenpolypenabtragung durch Ligatur bei Blutungs-
    neigung — eine neue Methode. HNO (Berl) 30:189
Mygind N (1982) Intranasal corticosteroid treatment of rhinitis. Europ J respirat
    Dis 63, Suppl 122:192
Naumann HH, Naumann WH (1977) Kurze Pathophysiologie der Nase und ihrer
    Nebenhöhlen. In: Berendes J, Link R, Zöllner F (Hrsg) Hals- Nasen- Ohrenheil-
    kunde in Praxis und Klinik, Bd 1/X. Thieme, Stuttgart
Palfyn J (1753) Anatomie Chirurgicale, Paris
Pedersen M, Morkassel E, Nielsen MH, Mygind N (1981) Kartagener's syndrome.
    Preliminary report on cilia structure, function and upper airway symptoms.
    Chest 80, Suppl 858

Pedersen M, Mygind N (1982) Rhinitis, sinusitis and otitis media in Kartagener's syndrome. Clin Otolaryngol 7:373

Rejowski JE, Caldarelli DD, Campanella RE, Penn RD (1982) Nasal polyps causing bone destruction and blindness. Otolaryngol Head Neck Surg 90:505

Riccabona A (1947) Asthma bronchiale und Polyposis nasi. Monatsschr Ohrenheilk 81:638

Ross DE (1966) Nasal glioma. Laryngoscope (St Louis) 76:1602

Rüdiger W (1981) HNO-Befunde bei Allergien der Atemwege. In: Borelli/Düngemann (Hrsg) Fortschr Allergol Dermatol. IMP Verlagsges, Basel Neu Isenburg Wien, S 86

Ryan RE jr, Neel HB (1979) Antral-choanal polyps. J Otolaryngol 8:344

Schröer R (1959) Zur operativen Therapie der Nasen- und Nasennebenhöhlenpolyposis. In: Eigler G, Findeisen D (Hrsg) Der Schnupfen. Barth JA, Leipzig, S 97

Schwarz M (1949) Die Schleimhaut des Ohres und der Luftwege. Springer, Berlin

Schweckendick N (1980) Lokalbehandlung allergischer Nasenerkrankungen mit Beclomethasondipropionat. Extracta Otorhinolaryngol 2:269

Settipane GA, Chafee FH (1977) Nasal polyps in asthma and rhinitis. J Allerg Clin Immunol 59:17

Sjoberg S, Lorine P (1982) Tomographische Darstellungsmöglichkeiten des Pendelns des Choanalen Polypen. Fortschr Röntgenstr Nuclearmed 136:700

Stawraki S (1928) Zur Frage über die Herkunft der retronasalen (Choanal-)polypen. Monatsschr Ohrenheilk 62:1147

Stern RC, Boat TF, Wood RE et al. (1982) Treatment and prognosis of nasal polyps in cystic fibrosis. Am J Dis Childhood 136:1067

Theopold HM, Jahnke V, Schinko I (1984) Zur Feinstruktur der Zilien bei Kartagener-Syndrom. Laryngol Rhinol 63:33

Wigand ME (1981) Transnasale endoskopische Chirurgie der Nasennebenhöhlen bei chronischer Sinusitis III. Die endonasale Siebbeinoperation. HNO (Berl) 29:287

Woakes E (1885) Necrosing ethmoiditis and mucous polypi lancet. 1:619

Zange J, Moser F (1940) Der ductus nasofrontalis bei Stirnhöhlenerkrankungen etc. Arch Ohr Nas Kehlk Heilkunde 147:114

Zuckerkandl E (1892) Normale und pathologische Anatomie der Nase und ihrer pneumatischen Anhänge. Bd 2. Wien

Verletzungen der Mundhöhle und des Mundrachens[1]

H. Ganz

Wir können 6 Gruppen von Verletzungen unterscheiden:

1. Mitbeteiligung der Mundhöhle bei perforierenden Läsionen von außen, auch Schußverletzungen.
2. Beteiligung von Mundhöhle und Mesopharynx bei dislozierten Frakturen des Ober- und Unterkiefers.
3. Bißverletzungen.
4. Pfählungs- und Fremdkörperverletzungen.
5. Iatrogene Verletzungen.
6. Verbrennungen, Verbrühungen und Verätzungen.

Neben den Verletzungen der Mundschleimhaut müssen solche der Zähne, der Zunge und der Gaumenmandeln besonders berücksichtigt werden.

---

1 Herrn Prof. Dr. W. Schweckendieck, Marburg, zum 65. Geburtstag gewidmet

1. Mitbeteiligung der Mundhöhle bei perforierenden Verletzungen

Verletzungen des Gesichtes durch scharfe Gewalteinwirkung (Stich, Schnitt) und stumpfe Gewalt (Riß, Stoß, Scherung) können, sofern sie tiefer gehen, die Mundhöhle beeinträchtigen. Schnittverletzungen der Lippen, Einrisse im Mundwinkel sind häufig, ebenso häufig auch Frontzahnverletzungen. Bei Hundebissen können Teile der Lippen und der Wangen zerfetzt, ja sogar völlig abgetrennt werden.

Als *therapeutische Regel* gilt, daß jede Schleimhautwunde grundsätzlich durch Naht versorgt werden sollte. Durchgehende Wunden im Lippen- und Wangenbereich werden primär schichtweise vernäht. Infolge der großen Elastizität von Haut, Schleimhaut und Muskulatur erscheinen Gewebsdefekte zunächst größer als sie tatsächlich sind. Deshalb lassen sich kleinere Haut- bzw. Schleimhautläsionen fast immer primär vernähen. Freie Hauttransplantate sind meist vermeidbar. Im übrigen bieten sich die bekannten Techniken der Nahlappenplastik an (Dehnungs-, Rotations- und Transpositionslappen sowie Insellappen).

Auch bei größeren Defekten versucht man die primäre plastische Rekonstruktion, falls nicht der ernste Allgemeinzustand des Patienten jede nicht lebenserhaltende Maßnahme verbietet. Besondere Sorgfalt hat dem M. orbicularis oris sowie dem Ausführungsgang der Gl. parotis zu gelten. Sogar *Hundebißdefekte* werden heute primär plastisch-chirurgisch versorgt (Seela 1981), es sei denn, es handelte sich um ein tollwütiges Tier. Nur in diesem letzteren Fall bleibt die Wunde offen, sie wird desinfiziert und ausgeschnitten.

Ist aus zwingenden Gründen die definitive Primärversorgung von Mundhöhlen-Gesichtswunden mit Gewebsverlust nicht möglich, dann muß der Wundbereich gepflegt werden, um Schrumpfung und überschießende Granulationsbildung zu vermeiden. Diekmann (1979) empfiehlt die temporäre Oberflächendeckung mit Lyodura oder Spalthaut.

Schußverletzungen von Mundhöhle und Pharynx kommen in Form von Durchschüssen und Steckschüssen vor; sie sind meist mit einer Verletzung knöcherner Strukturen verbunden. Während Stahlmantelgeschosse Weichteile und Knochen meist glatt durchschlagen, zerspritzen Bleikugeln am Knochen, wenn sie nicht in den Weichteilen steckenbleiben. Der in suicidaler Absicht angewendete Mundschuß wird bei seitlicher Abweichung des Schußkanals u.U. überlebt und kann dann mit Verletzung unterer Hirnnerven einhergehen.

Ich hatte einen 28jährigen Mann zu behandeln, der einen Suicidversuch mit einer auf 6 mm aufgebohrten Schreckschußpistole machte und sich Einschüsse über dem Warzenfortsatz, der Stirn und vom Munde aus in der Tonsillengegend beibrachte. Keine der beiden ersten Kugeln überwand die knöcherne Hirnschädelkapsel, die dritte blieb in den Halsweichteilen nahe der Karotisgabel stecken (Abb. 1 und 2).

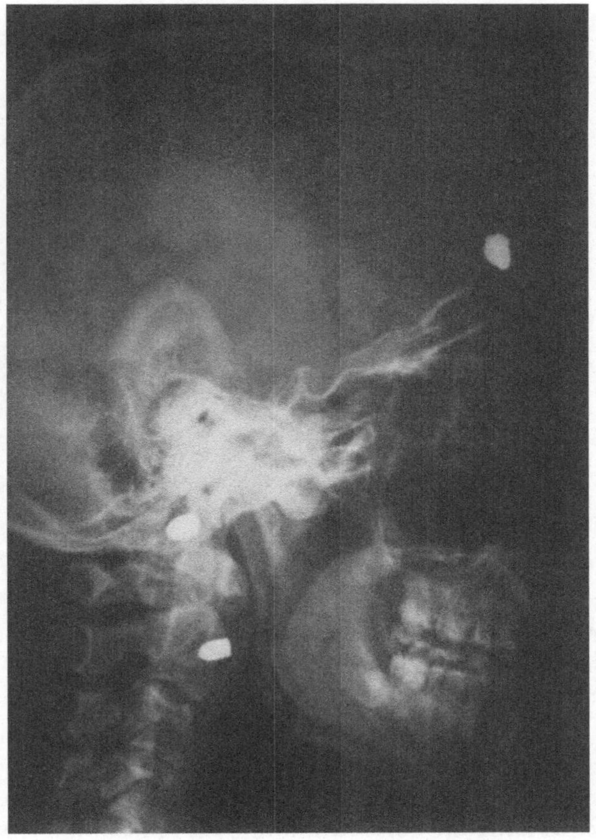

Abb. 1. Suicidversuch mit aufgebohrter Schreckschußpistole. Auf der seitlichen Röntgenaufnahme sieht man Steckprojektile im Stirn- und Ohrbereich sowie in den oberen Halsweichteilen

Therapeutisch wird außer der Geschoßentfernung die chirurgische Exzision des Schußkanals empfohlen, mit Entfernung zerstörter Weichteile, sonstigen Fremdmaterials und Versorgung von in der Tiefe mitverletzten Organen. Bei Halssteckschüssen ist von den typischen Zugangsschnitten auszugehen, nicht vom Schußkanal. Gelegentlich kann bei zerspritzten Bleigeschossen und kompliziertem Kanalverlauf eine vollständige Revision unmöglich sein.

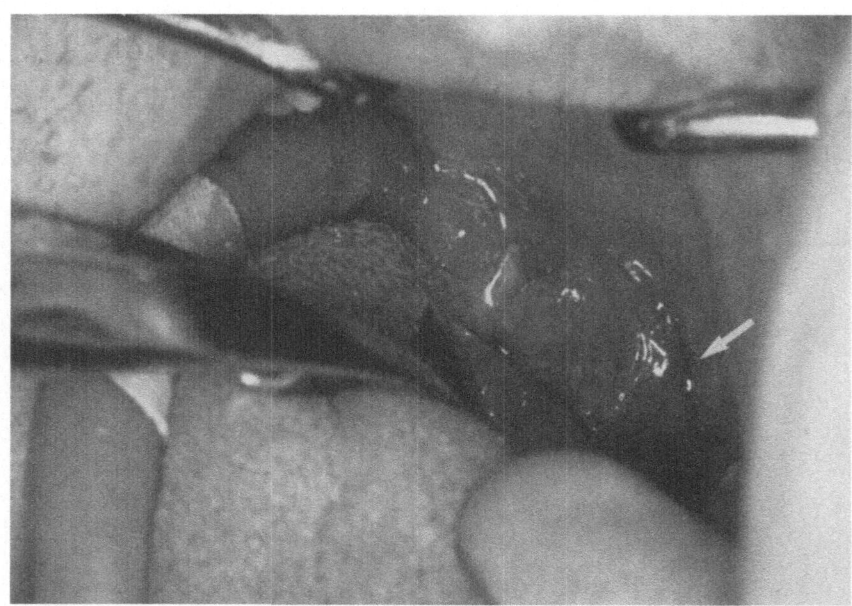

Abb. 2. Mundschußverletzung mit Eintrittsöffnung seitlich der Gaumenmandel. Infolge sehr schwacher Treibladung blieb das Projektil in den Halsweichteilen stecken. Gleicher Patient wie Abb. 1

2. Beteiligung von Mundhöhle und Mesopharynx bei dislozierten Kieferbrüchen

Die Mitbeteiligung der Mundhöhle ist in diesen Fällen charakterisiert durch Hämatombildung, Schleimhautzerreizung mit Blutung, Zahnschäden, bei Oberkieferbruch eventuell Eröffnung der Kiefer- oder Nasenhöhle zum Munde hin, bei Unterkieferfrakturen nicht selten durch Kieferklemme und Atemnot infolge Mundbodenschwellung.

Diese Verletzungen werden ausführlicher in einem gesonderten Beitrag behandelt. Der niedergelassene HNO- bzw. Zahnarzt ist mit derartigen schwerverletzten Patienten in der Regel überfordert und gibt sie deshalb besser an die Fachklinik ab.

3. Bißverletzungen

Außer den schon besprochenen schweren äußeren Verstümmelungen durch Tierbisse gibt es aber auch Bißverletzungen, die sich der Patient selbst zugefügt hat, als versehentlichen Zungen- oder Wangenbiß. Zungenbißverletzungen kommen besonders häufig bei Kindern vor, wenn sie mit dem Kinn aufschlagen und dabei die Zunge zwischen den Zähnen haben. Die Zungenspitze kann dadurch teilweise oder ganz abgetrennt sein.

Therapeutisch sollte versucht werden, jedes Zungenstück, das noch einigermaßen durchblutet ist, zu retten, indem es sorgfältig wieder angenäht wird. Die Rettung eines völlig abgetrennten Zungenteils jedoch gelingt in der Regel nicht. Siehe auch 4.1.

3.1 Verletzungen der Zähne

Obwohl das Gebiet der Zahntraumatologie zum Aufgabengebiet des Zahnarztes bzw. Kieferchirurgen gehört, muß es hier wenigstens stichwortartig angerissen werden. Ich folge der Darstellung von W. Müller (1981).

Zahnverletzungen sind die häufigsten traumatisch bedingten Schäden im Kiefer- und Gesichtsbereich. 4 bis 14% aller Jugendlichen weisen bereits Zahnverletzungsschäden auf. Durch Sturz, Schlag oder Stoß werden in erster Linie *die mittleren oberen Schneidezähne* getroffen, da sie im Zahnbogen besonders exponiert sind. In der Häufigkeit der Verletzungen folgen die unteren mittleren, dann die oberen seitlichen Schneidezähne. Die zentralen Mittelgesichtsfrakturen gehen in 34,8% mit Zahnverletzungen einher. Wir unterscheiden Frakturen und Luxationen der Zähne.

3.1.1 Zahnfrakturen

Wir teilen sie ein in extraalveoläre oder Kronenfrakturen und in intraalveoläre Frakturen. Bei den extraalveolären Brüchen gibt es drei Schweregrade:

I. Infraktion	Therapie: keine, kontrollieren
II. unkomplizierte Fraktur (Teilverlust der Krone)	Therapie: bei Dentinverletzung konservativer Pulpaschutz mit Schutzkappe, sonst keine Behandlung
III. komplizierte Fraktur (Pulpa eröffnet)	Therapie: abhängig von Verletzungsgröße und Wurzelwachstumszustand

Die intraalveolären Frakturen sind vom HNO-Arzt nicht erkennbar. Die Behandlung richtet sich nach Lage des Bruchspaltes und Stellung des Kronenfragmentes.

3.1.2 Zahnluxationen

Auch hier unterscheiden wir drei Schweregrade:

I. Luxation ohne Dislokation = Zahn steht vor, aber achsengerecht. Prognose günstig.

II. Luxation mit Dislokation = Zahn steht nicht mehr achsengerecht. Prognose ungünstig, da Sharpey'sche Fasern zerrissen.

III. Luxation mit Ausstoßung des Zahnes aus der Alveole. Prognose ungünstig.

Bei den Luxationstypen II und III ist nur dann ein Therapieerfolg zu erhoffen, wenn die *Behandlung innerhalb von 90 Minuten nach dem Unfall* erfolgt, denn nur innerhalb dieser kurzen Zeitspanne hilft die Reimplantation des Zahnes mit Schienung durch Drahtumschlingung.

Von der sonst üblichen Reihenfolge der ärztlichen Maßnahmen bei Schädel-Hirntraumen: lebensrettende Eingriffe – Basisrevision – kieferchirurgische Maßnahmen sollte also bei Zahnluxationen insofern abgewichen werden, als der *Zahnarzt sofort zum Verletzten gerufen* werden muß.

Zähne, die in die Alveole hineingetrieben wurden (Intrusion, zentrale Luxation), läßt man in Ruhe. Durch Druckwirkung der Infiltration über der Wurzelspitze erfolgt eine Rückwanderung des Zahnes in seine ursprüngliche Stellung.

4. Pfählungs- und Fremdkörperverletzungen

Von *Pfählungs- und Fremdkörperverletzungen* sind Kinder häufiger betroffen als Erwachsene. Spielerisch in den Mund geschobene Äste, Stricknadeln, Bleistifte, Gardinenstangen, Werkzeuge (Schraubenzieher u.a.) können sich u.U. tief in den Gaumen einspießen, wenn das Kind stürzt, gestoßen wird oder erschrickt (pencil injury). Am häufigsten wird die Gegend oberhalb der Gaumenmandel betroffen, es folgen der übrige weiche Gaumen und der Übergang vom harten zum weichen Gaumen (Denecke 1968). Bei der letztgenannten Lokalisation resultiert eher eine Ablederung der Weichteilbedeckung als eine Perforation.

Für die Beurteilung des Ernstes der Situation ist Richtung und Tiefe des Eindringens eines spitzen Gegenstandes wesentlich, sowie ggf. mit diesem eingebrachtes infektiöses Material. In den meisten Fällen handelt es sich nur um eine Bagatellverletzung, insbesondere wenn nur der vordere Mundbereich betroffen ist. Bei genau sagittalem tiefem Eindringen des pfählenden Gegenstandes im Gaumenbereich ist die Komplikationsgefahr ebenfalls gering, da das Halsmark infolge des Schutzes von Ligamentum longitudinale anterius und Wirbelkörpern erst bei sehr starker Krafteinwirkung (Mundschuß) verletzt werden kann. Bedenklicher ist eine Stichkanalrichtung nach seitlich-oben und seitlich mit Bedrohung von fossa pterygopalatina und spatium parapharyngicum. Hier können Verletzungen der Hirnnerven IX bis XII, der A.carotis interna und großer Halsvenen entstehen, außerdem parapharyngeale Phlegmonen bzw. Abszesse. Gülzow (1977) empfiehlt zwecks Früh- erkennung von Komplikationen folgendes Vorgehen bei der Erstunter- suchung:

a) Bei Erhebung der Anamnese Frage nach Sehstörungen, Schwindel und Übelkeit.
b) Genaue Inspektion des Gaumens mit Abschätzung von Wundtiefe (vollständige Perforation?) und Richtung des Stichkanals.
c) Messen des Halsumfanges.
d) Inspektion des Verletzungsinstrumentes auf Vollständigkeit zum Ausschluß verbliebener Fremdkörper.
e) Erheben eines klinisch-neurologischen Status (Zungenbeweglichkeit, Schluckstörung).
f) Frage nach wirksamer Tetanusprophylaxe.
g) Versuch einer Beurteilung des Zustandes der Blutgefäße durch äußere und innere Betastung sowie Auskultation. Eine sehr seltene, aber absolut lebensbedrohliche Komplikation ist die traumatische Carotisthrombose (siehe unten).

Therapeutisch ist natürlich die exakte chirurgische Versorgung der Gaumenverletzung anzustreben. Nur bei nicht durchgehenden, um- schriebenen Bagatell-Läsionen kann man ganz auf eine Naht verzichten. Durch Pfählung im Tonsillenbereich mag die Gaumenmandel weit- gehend aus ihrem Bett gelöst sein; Entfernung des Organes ist hier sinn- voller als ein umständliches Wiederannähen.

Von den durchgehenden Verletzungen des Gaumensegels lassen sich die queren durch einfache Naht versorgen, während bei Längsrissen u.U. die Entspannung durch seitliche Entlastungsschnitte wie bei der Gaumen- spaltenoperation nötig wird (Denecke 1968).

Der Verdacht auf eine Gefäßverletzung im Parapharyngealraum ist Grund zu sofortiger angiographischer Diagnostik, ggf. ergänzt durch Ophtalmodynamometrie oder Gesichtsthermographie. Hat sich ein Carotisverschluß entwickelt, muß sofort — wenn möglich — gefäßchi- rurgisch interveniert werden.

Bei den eigentlichen — verschluckten — **Fremdkörpern** im Mund- höhlen-Mesopharynxbereich handelt es sich grundsätzlich um spitze

Gegenstände wie Gräten, Nadeln, Knochensplitter. In den meisten
Fällen stecken sie in einer Gaumenmandel, seltener im Zungengrund-
Vallekelbereich. Bei großer Eindringtiefe besteht auch hier die Gefahr
der Mundboden- bzw. Parapharyngealphlegmone sowie der Gefäß- und/
oder Nervenverletzung.

Diagnose: Spontanschmerz und gesteigerter Würgreiz erschweren die
Spiegeluntersuchung. Deshalb sollte man grundsätzlich in Oberflächen-
anästhesie spiegeln (Cave Pantocainallergie!). Besonders Gräten können
sich so tief einspießen, daß sie kaum noch sichtbar sind. Durch die
Lokalisation des Spontan- und Schluckschmerzes lasse man sich nicht

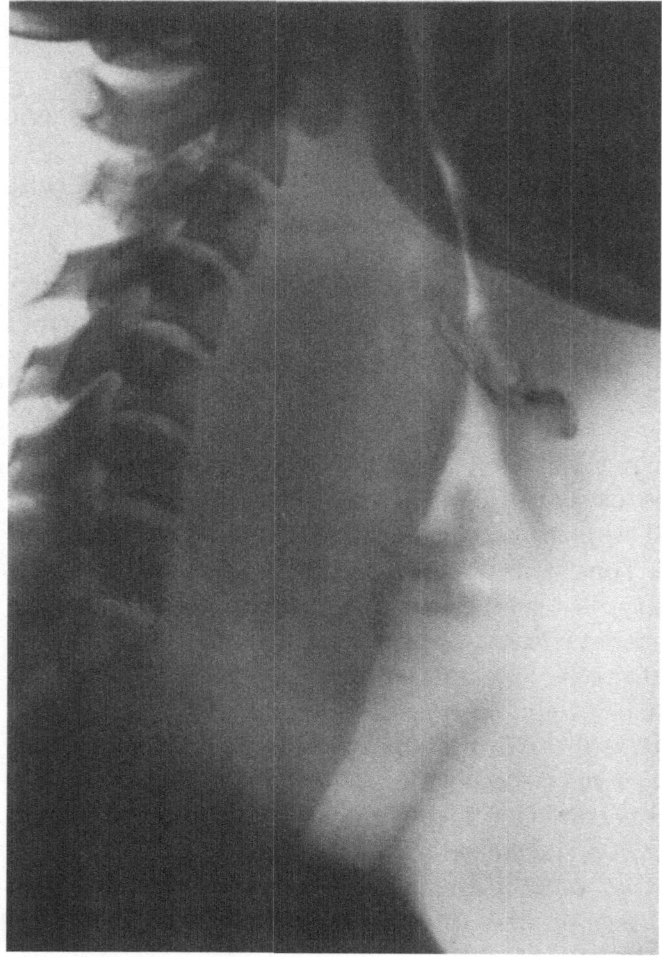

Abb. 3. Massive Verbreiterung des prävertebralen Weichteilschattens auf der seitlichen
Röntgenaufnahme infolge massiver Mediastinitis durch eingespießten Rachenfremd-
körper

beirren, sie wird in der Regel tiefer angegeben als es dem Sitz des Fremdkörpers entspricht (Oeken 1971). Vorsichtige Fingerpalpation hilft, den Punkt des Hauptschmerzes und damit den vermutlichen Sitz des Fremdkörpers zu finden. Die Röntgenuntersuchung hilft nur bei metallischen Fremdkörpern (Nadeln, Nägel). Ist die Pharynxwand durchspießt und eine parapharyngeale Phlegmone entstanden, sieht man röntgenologisch eine Verbreiterung des prävertebralen Weichteilschattens (Abb. 3). Infektion des Mediastinums äußert sich klinisch u.a. in zwischen die Schulterblätter ausstrahlenden Schmerzen.

Therapie: Ein Mund-Rachenfremdkörper muß unter allen Umständen gefunden werden. Abwarten ist nur dann erlaubt, wenn der Schluckschmerz lediglich noch als nachlassender Druck ohne bestimmte Lokalisation angegeben wird, wenn also angenommen werden kann, daß das corpus alienum selbst abgegangen ist und nur noch die Schleimhautläsion Schmerz verursacht. Ausnahme: "Feine Bücklings- oder Heringsgräten sind mitunter trotz aller Mühe nicht zu finden. Komplikationsgefahren bestehen dabei nicht; meist gelangt die Gräte nach einigen Tagen durch die reaktive Entzündung an die (Tonsillen)-Oberfläche und kann dann entfernt werden" (wörtlich zit. nach Oeken 1971). Im Falle einer Wandperforation mit schwerer parapharyngealer Entzündung kann neben der massiven antibiotischen Behandlung ein Vorgehen von außen mit Lüftung des spatium parapharyngicum wie bei der tonsillogenen Sepsis notwendig werden, desgleichen beim tief in Richtung Halsgefäße eingespießten Fremdkörper, der nicht vom Pharynxlumen angegangen werden sollte.

4.1 Verletzungen der Zunge

Die Zunge kann bei allen eingangs genannten Verletzungsarten beteiligt sein (perforierende Verletzungen, Pfählung und Fremdkörper, iatrogene Läsionen, Verbrühungen und Verätzungen). Ein besonderer Mechanismus ist der Zungenbiß infolge Falles oder Schlages auf das Kinn bei vorgestreckter Zunge, sowie im epileptischen Anfall. Gelegentlich wird die Zungenspitze während einer unter starker Abwehr des Patienten bzw. bei starker Blutung ausgeführten Tonsillektomie versehentlich abgetrennt.

Therapie: Besondere Schwierigkeiten für die Versorgung der Zungenverletzungen bedeuten der Blutreichtum des Organes sowie die Unmöglichkeit einer Ruhigstellung. Tiefgreifende Wunden erfordern die Unterbindung der A. lingualis von außen, was als einseitige Maßnahme wegen der guten Anastomosen zwischen rechts und links sowie zur

A. facialis und submentalis unbedenklich ist. Auf die doppelseitige Lingualisunterbindung sollte man jedoch wegen der Gefahr einer Gewebsnekrose nach Möglichkeit verzichten (Jahnke 1978). Solange weitgehend gelöste Zungenanteile noch eine Basis zur Restzunge behalten haben, muß das Wiedereinfügen in jedem Falle versucht werden. Die Wiedereinheilung vollständig abgetrennter Teile dagegen ist bisher nicht gelungen, wohl wegen der bereits genannten Schwierigkeiten der Blutstillung und Ruhigstellung (Denecke 1968). Der Verlust größerer Partien der Zungenspitze kann Sprachstörungen bedeuten (Sigmatismus, Schetismus). Bei tiefen Verletzungen des Zungengrundes besteht Lebensgefahr durch Schwellung und Blutaspiration (Tracheotomie!), auch kann der N. hypoglossus verletzt werden. Einseitiger Ausfall dieses Nerven wird in der Regel ohne Sprach- und Schluckstörung ertragen, während bei doppelseitiger Läsion ein geordneter Schluckakt nicht mehr möglich ist. Denecke (1968) rät für diese sicher sehr seltenen Fälle den Versuch einer Nervennaht. – Bei Verletzungen der Zungenunterfläche (z.B. infolge Verätzung) besteht die Gefahr einer Bewegungsstörung durch Narbenstränge, was Sekundäreingriffe mit Exzision dieser Narben und Spalthautdeckung des Oberflächendefektes (bei vorgezogener Zunge) nötig macht. – Abschließend sei erwähnt, daß die häufigste Ursache des *Zungenabszesses* ein unerkannter Fremdkörper ist (Jahnke 1978).

5. Iatrogene Verletzungen von Mundhöhle und Mesopharynx

5.1 Schleimhautverletzungen durch scharfe Gewalt

Sie entstehen durch unbeabsichtigtes Abrutschen von Instrumenten, so des Skalpells bei der Kieferhöhlenoperation (Mundwinkeleinschnitte). Besonders bei *zahnärztlichen Behandlungen* ist die Mundschleimhaut gefährdet durch Schleifscheiben, Fräsen, Separierscheiben und andere schneidende Instrumente. Die Verletzungen betreffen bevorzugt den Mundboden, die Zunge und die Lippen. Sie bluten wegen der guten Gefäßversorgung dieser Regionen heftig, was andererseits Wundinfektionen trotz keimbeladener Instrumente meist vermeiden hilft (Seela 1981). Substanzverluste an Schleimhaut sowie Mitfassen und Zerreißungen des Submandibularisganges sind möglich. Bei Gangverletzung sollte der Gang hinter der Läsion aufgesucht und in die Mundschleimhaut eingenäht werden. Sonst sind schmerzhafte Stauungszustände möglich, die u.U. die Entfernung der Drüse notwendig machen.

5.2 Rachenverletzungen

Ungewollte Verletzungen des Gaumes bei der Tonsillektomie:

Entfernung des vorderen Gaumenbogens vergrößert lediglich das Wundbett, hat aber sonst keine nachteiligen Folgen. Durchtrennung des hinteren Gaumenbogens zieht narbige Verziehung nach sich, in der Regel ohne Funktionsstörung. Sogar die versehentliche Abtrennung der Uvula (Wiederannähen gelingt in der Regel nicht) bedingt bei sonst normalem Gaumen noch kein offenes Näseln. Sehr selten sind Synechien zwischen Gaumen und Rachenhinterwand nach Adenotonsillektomie u.U. mit Nasenrachenatresie. Ich habe bei einer solchen Patientin nach Lösen des Gaumens einen mit Polyäthylenschläuchen als Atemrohr perforierenden Silasticschwamm in den Nasenrachen eingeführt und bis zur Epithelisierung der Wundflächen dort belassen. Denecke (1968) empfiehlt für solche Fälle des Verfahrens von Kazanjian, das mit Schleimhautlappen der Nachbarschaft arbeitet.

5.3 Nachblutungen nach Tonsillektomie und Adenotomie

Die **Adenotomie-Nachblutung** geht in der Regel von stehengebliebenen Resten aus und ist demnach durch Nachkürettage zu behandeln. Zusätzliche Sicherheit gibt ein für eine Nacht bellocq-artig eingelegter Nasenrachentampon.

Bei der **Tonsillektomie-Nachblutung** ist zu unterscheiden zwischen:

a) Blutungen am Operationstage, die von einem nicht unterbundenen Gefäß ausgehen. Sie machen 3/4 aller Nachblutungen aus. Gestillt werden sie durch Fassen und Umstechen des Gefäßes.
b) Spätblutungen aus dem entzündlich infiltrierten und belegten Wundbett, mehr vom Typ der Diapedeseblutung. Sie können vorwiegend bis zum 7. postoperativen Tag eintreten, mit Bevorzugung des 4. bis 6. Tages (Lösung der Beläge). Man stillt sie durch Injektion von Lokalanästhesielösung mit Suprarenin. Zusätzlich kann man ein Hämostyptikum wie Clauden$^{®}$ einspritzen.

Merke:
Nachblutungen nach Mandeloperationen betreffen zwar nur wenige Prozent der Patienten, können jedoch durchaus bedrohlich werden. Auf einer für die Tonsillektomie einwöchigen und für die Adenotomie zwei- bis dreitägigen stationären Beobachtungszeit muß deshalb bestanden werden!

Nachblutungen nach Mandeloperation treten in der Regel trotz völlig normaler Gerinnungsverhältnisse auf. Ich habe durch genaue Überprüfung der Hämostase bei Patienten mit schweren Nachblutungen in vielen Jahren keinen einzigen Fall einer echten Koagulopathie aufdecken können. Unter diesen Umständen erscheint die Forderung nach einem teuren Gerinnungsstatus vor jeder kleinen Operation überspitzt. Ebenso ist eine intravenöse Gabe von Hämostyptica bei einer Nachblutung ohne Koagulopathie sinnlos, bzw. höchstens von psychologischem Wert.

Wie Gastpar 1981 eindringlich herausgestellt hat, können Nachblutungen nach Gaumenmandelentfernung jedoch Folge einer medikamentös gestörten Thrombocytenaggregation sein. Zu den entsprechenden Medikamenten gehören nicht nur die Acetylosalicylsäure, sondern auch andere Salicylate, Indocid sowie Phenylbutazon und Oxyphenbutazon (Anwendung zwischenzeitlich stark eingeschränkt). Bei entsprechend disponierten Patienten kann die Einnahme eine gefährliche Blutungsbereitschaft auslösen, die u.U. mehrere Tage anhält. – Therapeutisch hilft in solchen Fällen nur die Übertragung von Frischblut.

5.4 Posttraumatische Karotisthrombose

Eine sehr seltene aber absolut lebensbedrohliche Traumafolge ist die Thrombose der A. carotis interna. Während eine direkte Wandverletzung der Arterie bei einem Racheneingriff – eigentlich nur bei anormaler Schlingenbildung möglich – zu einer fulminanten, meist tödlichen Blutung führt, ist die Thrombose des Gefäßes Folge stumpfer Gewalt, die entweder in direkter Einwirkung auf die Gefäßwand oder aber in einem Anpressen des wenig gepolsterten Gefäßes gegen die Halswirbelsäule besteht. Von den Rachentraumen können Pfählung, Schußverletzung, Tonsillektomie zur Karotisthrombose führen. Ich mußte selbst eine tödliche derartige Thrombose nach Entfernung eines Processus styloideus von der Mandelbucht aus erleben, nach blutungsfreiem, komplikationslosem Eingriff, und mit bei der Sektion völlig fehlenden parapharyngealen Entzündungszeichen und Traumafolgen an der Gefäßwand (Ganz 1980). Offensichtlich vermag sich die traumatische Karotisthrombose "nur nach Kombination mehrerer und verhältnismäßig selten zusammentreffender Umstände zu entwickeln, Umstände, welche die klassischen Voraussetzungen für die Thromboseentstehung, nämlich Änderung im Bau der Gefäßwand, in der Blutströmung und in der Blutzusammensetzung erfüllen" (Denecke 1968). Ursprungsort ist meist die Karotisgabel.

Klinisch ähnelt das Krankheitsbild dem apoplektischen Insult. Jedoch ist die Reihenfolge des Auftretens der Symptome umgekehrt = zuerst Herdzeichen, dann Bewußtlosigkeit. Typisch ist ein symptom-

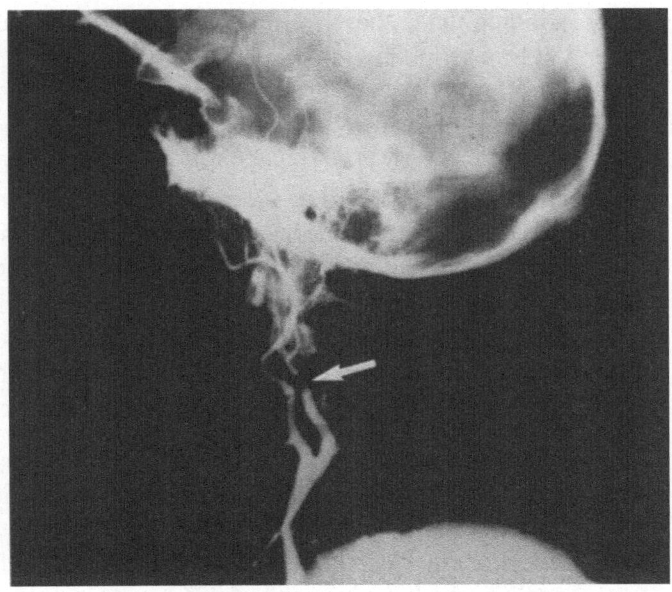

Abb. 4. Hochsitzende extracranielle Thrombose der A. carotis interna nach Entfernung eines verlängerten Processus styloideus von der Mandelnische aus. Karotisangiogramm. Aus H. Ganz 1980

freies Intervall von im Mittel zwei Tagen. Männer werden häufiger betroffen als Frauen, am häufigsten im dritten und vierten Lebensjahrzehnt. Die Diagnose ist nur zu stellen, wenn man "daran denkt" und frühzeitig die Karotisangiographie veranlaßt, ggf. untersützt durch Ophtalmodynamometrie bzw. Gesichtsthermographie (Födisch 1970; Gülzow 1977), Abb. 4.

Therapeutisch hat die Thrombektomie bei einem Alter der Thrombose von weniger als 24 Stunden bessere Ergebnisse als die konservativdilatatorisch-entquellende Behandlung. Die Prognose ist im ganzen gesehen zweifelhaft. Erholung bis zur Arbeitsfähigkeit kann nur nach operativer Behandlung erhofft werden.

5.5 Iatrogene Nervenschädigungen

a) Durchtrennung bzw. Strangulierung des *N. lingualis.* Wir kennen

1. die Schädigung des Nerven bei der *Tonsillektomie,* ein anscheinend seltenes Vorkommnis. Durch tiefe Umstechung kann man den Nerven offensichtlich mitfassen. Wir haben jedenfalls bei zwei Patienten eine elektrogustometrisch einwandfrei auf die vorderen zwei Drittel

einer Zungenhälfte beschränkte Geschmacksstörung gefunden, was einen klaren Hinweis auf eine Chorda- bzw. Lingualisschädigung bedeutet (Ganz 1976).

2. die versehentliche Durchschneidung des N. lingualis beim Versuch, weit hinten sitzende *Speichelsteine* durch Schlitzung des Wharton' schen Ganges zu entfernen. Ich habe auch hiervon mehrere Fälle gesehen. Dabei sind die Gefühlsstörungen mit Zungenbiß weit lästiger und langdauernder (über Monate!) als die begleitende Geschmacksstörung. Wegen der Möglichkeit eines solchen Mißgeschickes sollte man die Gangschlitzung zwecks Speichelsteinentfernung nur bei vorne in der Nähe der Papille sitzenden Konkrementen ausführen, sonst aber immer die Drüse von außen operieren.

b) Strangulierung, Durchtrennung oder Überdehnung der Rr.linguales des *N. glossopharyngicus* bei der Tonsillektomie. Die Störungen halten als Ageusie und/oder Parageusie im hinteren Zungendrittel mit "widerlichem Geschmack" monatelang an. Nach Untersuchungen von Tarab (zit. bei Schaupp 1976) werden nach Tonsillektomie bei 8% der Patienten derartige Ageusien am Zungengrund gefunden.

c) Vorübergehende Facialis-, Recurrens-, N. IX- bis XII-Paresen, Horner' Symptom entstehen durch *parapharyngeale Lokalanästhesie*. Durch parapharyngeale Injektion kann zudem eine phlegmonöse bzw. abszedierende Entzündung entstehen.

6. Verbrennungen, Verbrühungen und Verätzungen

6.1 Verbrennungen der Mundhöhle

sind verhältnismäßig selten. Sie entstehen durch Funkenflug oder die Einführung glühender Gegenstände. Fogh-Andersen und Mitarbeiter (1982) haben über 65 Fälle elektrischer Lippenverbrennungen bei Kindern berichtet, die fast sämtlich durch defekte Staubsaugerstöpsel entstanden waren. Bei den schweren Fällen waren sogar plastisch-chirurgische Maßnahmen und orthodontische Korrekturen erforderlich.

6.2 Verbrühungen und Verätzungen

Verbrühungen (durch kochendheißes Wasser und Wasserdampf) und Verätzungen (durch Säuren und Laugen) unterscheiden sich im Mundhöhlen-Rachenbereich vor allem in folgender Hinsicht: Die Verbrühung beteiligt mehr die unteren Luftwege, die Verätzung die Speisewege; erstere hinterläßt in der Regel keine wesentliche Vernarbung, während letztere nicht selten schwere narbige Strikturen und Synechien nach sich zieht. Hinzu kommt noch die chemisch-metabolische Allgemeinwirkung des Ätzmittels.

6.2.1 *Verbrühungen* im Mund-Rachenbereich kommen fast nur bei kleinen Kindern vor (2- bis 3jährige, Ungerecht 1978), die kochendheiße Flüssigkeiten trinken (aus der Kanne) oder - häufiger — heißen Wasserdampf einatmen.

Diagnose: Etwa zwei bis drei Stunden nach dem Ereignis muß man mit Heiserkeit und Atemnot rechnen (Klinikaufnahme!), wenn sich die Verbrühung nicht auf die Mundhöhle beschränkte. Bei unveränderter Mundumgebung sieht man ein Uvulaödem und Fibrinschorfe der Schleimhaut. Wichtig für die Entscheidung der Frage, ob geschluckt wurde, ist die *Inspektion der Epiglottis,* die beim kleinen Kinde oft schon durch vorsichtiges Herabdrücken der Zunge sichtbar gemacht werden kann. Findet sich dort ein starkes Ödem mit Belägen, wurde tatsächlich geschluckt und die Situation ist entsprechend ernst zu bewerten. Komplizierend kann die Reaktion der Bronchialschleimhaut nach Einatmen heißer Dämpfe wirken.

Therapie: Bei schweren Verbrühungen (Epiglottisbefund! Kreislaufkontrolle!) ist stationäre Behandlung nötig. Schmerzmittel und antibiotische Abschirmung sind in jedem Falle zu geben, bei Atemnot auch Korticosteroide. Hochgradiger Stridor zwingt zur Intubation bzw. falls diese angesichts der starken Verschwellung nicht gelingt, zur Tracheotomie. — Spätere Oesophagusstenosen sind selten, doch rät Ungerecht (1978), wenigstens nach sehr schweren Verbrühungen vor der Entlassung eine Röntgenkontrolle durchzuführen.

6.2.2 Bei den *Verätzungen* (= reversible oder irreversible Veränderungen des Kolloidzustandes von Gewebe durch ein Gift) können wir ebenfalls reine Schädigungen der Mundhöhle von den schweren Fällen nach Schlucken des Ätzmittels mit Allgemeinreaktion und Wandschäden der Speiseröhre und des Magens abgrenzen. Ich muß mich hier auf die Mundhöhlenläsionen beschränken und verweise im übrigen auf Ungerecht (1978).

Auf die Mundhöhle beschränkte Verätzungen entstehen, wenn eine versehentlich in den Mund gesogene ätzende Flüssigkeit infolge starker Schmerzreaktion sofort wieder ausgespuckt wurde (Pipettieren, Trinken aus mit Putzmittel gefüllter Bierflasche u.a.). Sofortiges reichliches Nachspülen mit Wasser kann Schlimmeres verhüten. Eine stärkere Schleimhautschädigung manifestiert sich durch Uvulaödem und Ätzschorfe vorwiegend auf den Gaumenmandeln und dem Gaumensegel. Auch hier ist die Inspektion der Epiglottis sehr wichtig (s.o.). *Ein Schluck einer starken Säure oder Lauge* (bei Kindern 5 bis 15 ccm, bei Erwachsenen ca. 20 ccm) kann bereits Lebensgefahr bedeuten (Schock, Nierenversagen, Magenperforation, Arrosionsblutungen). Man macht sicher keinen Fehler, wenn man im Zweifelsfalle das Schlimmere, nämlich eine Mitbeteiligung der unteren Speisewege, annimmt und den Patienten stationär einweist.

Umschriebene Verätzungen der Mundschleimhaut können auch durch säurehaltige Analgetika entstehen, z.B. Acetylosalicylsäure, wenn der Patient die Tablette nicht auflöst, sondern einfach der schmerzenden Stelle auflegt. Als Ausdruck einer umschriebenen Koagulationsnekrose entsteht dort ein weißer Fleck, der u.U. mit einer Leukoplakie verwechselt werden kann (Bhaskar 1971).

Therapeutisch kommt man bei reinen Mundhöhlenverätzungen primär mit antibiotischer Abschirmung und Analgetika aus. Anästhesinbonbons oder Iversal-A-Pastillen® erleichtern die Nahrungsaufnahme. Flächenhafte tiefgreifende Wandschädigungen können jedoch Narbenkontrakturen und -stränge nach sich ziehen, die eine Behinderung von Mundöffnung, Zungenbeweglichkeit und Schluckvorgang bedeuten mögen. In diesen Fällen ist spätere Narbenexzision und Wiederherstellung der inneren Oberflächenbedeckung durch Spalthaut- oder sogar Schleimhauttransplantation erforderlich.

Literatur

Bhaskar SN (1971) Synopsis der Mundkrankheiten. 3. Aufl. Medica-Verlag, Stuttgart Wien Zürich Amsterdam

Denecke HJ (1968) Unfallchirurgie des Gesichtes und Halses. Arch Klin Exp Ohr Nas Kehlk Heilk 191:217

Diekmann N (1979) Prinzipielle Überlegungen zur Defektversorgung nach Bißverletzungen im Lippen-, Wangen- und Nasenbereich. Fortschr Kiefer Gesichtschir 24:19

Födisch FJ (1970) Die Thrombosen der Arteria carotis und ihrer Äste nach stumpfen Traumen. Ergebn Chir Orthop 53:75

Fogh-Andersen P, Sorensen B, Dahl E (1982) Electric burns of the mouth — 13 years later. Ugeskr Laeg 144:633

Ganz H (1976) Fußnote zu Schaupp H

Ganz H, Lütcke A (1980) Thrombose der Arteria carotis interna nach stumpfem Operationstrauma. HNO (Berl) 28:167

Gastpar H (1981) Die Tonsillektomie-Nachblutung. Ursachen, Verhütung, therapeutische Maßnahmen. Laryngol Rhinol 60:1
Gülzow J (1977) Pfählungsverletzungen des Mundes und des Gaumens. Notfallmedizin 3:669
Jahnke V (1978) Krankheiten der Zunge. In: Berendes J, Link R, Zöllner F (Hrsg) Hals- Nasen- Ohrenheilkunde in Praxis und Klinik, 2. Aufl, Bd III. Thieme, Stuttgart
Müller W (1981) Verletzungen der Zähne und des Alveolarfortsatzes. In: Andrä, Bethmann, Heiner (Hrsg) Kieferchirurgie – Traumatologie. Barth JA, Leipzig
Oeken FW (1971) Notfälle in der HNO-Heilkunde. VEB Fischer G, Jena
Schaupp H (1976) Geschmacksstörungen. In: Ganz H (Hrsg) HNO-Erkrankungen, Fachalmanach. Lehmanns, München
Seela W (1981) Versorgung der Weichteilverletzungen des Gesichts- und Mundhöhlenbereichs. In: Andrä, Bethmann, Heiner (Hrsg) Kieferchirurgie – Traumatologie. Barth JA, Leipzig
Ungerecht K (1978) Oesophagus. In: Berendes J, Link R, Zöllner F (Hrsg) Hals- Nasen- Ohrenheilkunde in Praxis und Klinik, 2. Aufl, Bd III. Thieme, Stuttgart

Zur Pathologie des Musculus cricothyreoideus

E. Kruse

1. Einleitung: Definition des Krankheitsbildes

Nur wenige Jahre nach Einführung der indirekten Laryngoskopie mit Hilfe des Kehlkopfspiegels veröffentlicht Gerhardt 1863 seine umfangreichen "Studien und Beobachtungen über Stimmbandlähmungen" und beschreibt bereits damals auch den Krankheitskomplex der isolierten motorischen Innervationsstörungen des oberen Kehlkopfnerven. Obwohl seinerzeit "vollständige beiderseitige Lähmungen des N. laryngius superior nicht genau gekannt" seien, folgt eine erstaunlich präzise Auflistung der Symptomatik: "Heiserkeit, Anästhesie der Kehlkopfschleimhaut, stets groß bleibende Distance zwischen unterem Rande des Schild- und oberem des Ringknorpels vorne am Halse (Ausfallen der Funktion der Mm. cricothyreoidei) sowie Schwerbeweglichkeit des Kehldeckels" (Gerhardt 1863).

Bemerkenswert ist diese Beschreibung, weil trotz der bis dahin offensichtlich fehlenden *klinischen* Beobachtungen diese Symptomatik global auch den derzeitigen Lehrvorstellungen über die laryngeale Neurophysiologie und -pathologie selbst neuester Lehr- und Handbücher (u.a. Becker et al. 1982; Berendes 1982; Biesalski u. Frank 1982; Pascher u. Bauer 1984) entspricht, sofern der pathophysiologische Prozeß den *gesamten* oberen Kehlkopfnerven einschließt.

Nur dann sind nämlich nach heutigem Kenntnisstand der Kehlkopfinnervation sowohl motorische wie eben auch sensible Funktionsausfälle zu erwarten, wobei letztere sich *klinisch* in quälenden Schluckstörungen mit dauernder Aspiration und heftigsten Hustenattacken ausdrücken. Aufgrund auch eigener Beobachtungen dominieren derartige Beschwerden subjektiv eindeutig gegenüber den motorischen Störungen und werden immer spontan angegeben.

Diesem eher seltenen Störungskomplex stehen häufigere Kehlkopferkrankungen gegenüber mit lediglich *motorischen* Störungen im Innervationsgebiet des oberen Kehlkopfnerven, also isoliertem Funktionsausfall des M. cricothyreoideus.

Erkrankungen dieses Muskels haben wir in den letzten Jahren mittlerweile in 53 Fällen finden können. Sie sind deshalb nicht so selten, wie dies in der Literatur noch durchweg erwähnt wird.

Läßt man *kombinierte Hirnnervenausfälle* außer Betracht, wie sie als Schädelbasissyndrome, Bulbärparalysen sowie zentrale Hirnerkrankungen auftreten und übersichtsmäßig von Mygind (1906) bzw. Luchsinger (1970) zusammengestellt wurden, fanden sich in der Literatur nur vereinzelt identifizierbare Fallbeschreibungen mit isolierter Erkrankung des M. cricothyreoideus (Beyer 1941; Döhne 1941; Faaborg-Andersen u. Munk Jensen 1964; Luchsinger 1940, 1942, 1965). Andere Autoren (u.a. Arnold 1961; Kittel 1980; Roeder 1932) weisen zwar zum Teil sogar sehr ausführlich auf dieses Krankenbild hin, jedoch ohne detaillierte Kasuistik.

Demgegenüber kennzeichnet R. Schilling (1940) mit der "Rahmenfunktionsstörung" nach Strumektomie eine Erkrankung, die eben *nicht* den M. cricothyreoideus betrifft und als eher akute, vorübergehende Stimmschwäche eine weniger gravierende Qualität aufweist.

2. Häufigkeit

Die Häufigkeit eines isolierten Funktionsverlustes des M. cricothyreoideus wurde bislang erheblich unterschätzt. Für die **neurogenen Störungen**, die Lähmungen, wie sie weit überwiegend als *Komplikation der Strumektomie* auftreten, dürfte der Prozentsatz etwa um 15% liegen und nicht bei 1,4% (Gabriel u. Chilla 1978; Pichlmaier 1979).

So ergab beispielsweise eine postoperative Kontrolluntersuchung von 239 Strumektomien (Gruenagel et al. 1979) bei immerhin 40 Patienten (17,1%!) eine laryngoskopisch nicht abzuklärende Dysphonie mit "Unfähigkeit, zu singen" gegenüber 3,3% Stimmlippenlähmungen ("Recurrensparesen").

Die Rate der **myogenen Störungen,** der direkten Muskeltraumatisierungen, läßt sich derzeit noch nicht abschätzen, dürfte aber angesichts der Vielzahl frontaler Verkehrsunfälle und anderer ursächlicher Traumen (s. unten) noch ungleich höher sein.

Dieser Beitrag möchte deshalb auf dieses gerade für den HNO-Facharzt wichtige Krankheitsbild hinweisen, es in seinen diagnostischen, differential-diagnostischen sowie pathomechanischen Bezügen darstellen und kurz auch die therapeutischen Möglichkeiten beschreiben. Auf diese Weise scheint es möglich, die noch häufigen Fehldiagnosen zumindest zu reduzieren und eine realitätsgerechtere Erkennung dieses Störungsbildes als Voraussetzung der gezielten Therapie zu erreichen.

3. Untersuchung

3.1 Anamnese

Der Funktionsausfall des M. cricothyreoideus ist bereits aus der Anamnese heraus zu vermuten bei einer *Stimmstörung* mit folgender *Symptomentrias:*

1. eine heisere, instabile, *kaum belastbare Sprechstimme,*
2. eine meist erhebliche *Vertiefung der Sprechstimmlage,*
3. eine deutliche *Einschränkung des Stimmumfanges* mit praktischem *Verlust der Singstimme.*

Untypisch ist dagegen eine *laryngeale Sensibilitätsstörung,* die von früheren Autoren, insbesondere Luchsinger (1940, 1942, 1965, 1970) als ein Kardinalsymptom herausgestellt wurde. Lediglich eine Patientin gab, allerdings erst auf gezieltes Befragen hin, gelegentliches Verschlucken mit Hustenattacken an, ansonsten haben alle unsere Patienten diese Frage ebenso verneint wie die nach *Atemstörungen.*

Ein solches Beschwerdebild wird unabhängig von der jeweiligen Genese mit erstaunlicher Konstanz, fast Stereotypie spontan von den Patienten berichtet und keineswegs nur von besonders musikalischen Personen oder solchen mit einer erhöhten beruflichen Sprech- oder Stimmbelastung. Es handelt sich vielmehr um eine subjektiv belastende Störung der durchschnittlichen *Umgangs-Sprechstimme,* was die graduelle Ausprägung und Therapierelevanz unterstreicht.

Des weiteren ist kennzeichnend, daß diese auffällige Stimmver-
änderung jeweils in unmittelbaren Zusammenhang mit einer konkreten
Vorerkrankung, meist einer Operation oder einem Unfall, gebracht wird.

Die konsekutive Sprechanstrengung äußert sich schließlich neben
der geringeren Belastungsdauer in einem subjektiven Beschwerden-
komplex, den wir nach Schönhärl (1963) unter *"Mißempfindungen
im Halsbereich"* zusammenfassen (s.a. Kruse 1982). Hierzu zählen
Globusgefühl, verstärkter Räusperzwang bzw. vermehrte Verschleimung,
oder aber auch zunehmende Trockenheit und Brennen im Hals bis hin
zu Schmerzen, die entweder in Kehlkopfhöhe lokalisiert sind oder aber
zum Sternum bzw. zum Mastoid ausstrahlen können.

Diese Mißempfindungen sind nicht Symptom der Primärerkrankung,
vielmehr Ausdruck einer *sekundären hyperfunktionellen Kompensation*
der cricothyreoidealen Muskelschwäche mit Fehlbelastung der äußeren
Halsmuskulatur (Minnigerode 1968). Dessen ungeachtet können sie aber
für den Patienten subjektiv so sehr dominieren, daß erst sie Anlaß geben
zur fachärztlichen Untersuchung.

3.2 Laryngoskopie

Entscheidend ist hier der Ausschluß einer Stimmlippenlähmung oder
-fixation. Die Stimmlippen sind adduktorisch wie abduktorisch frei
beweglich (Abb. 1), im übrigen reizlos mit porzellanweißer Färbung
und glatter Oberfläche. Die Stimmlippenränder sind gerade, allenfalls
leicht excaviert, keinesfalls aber gewellt. Phonatorisch besteht in der
vorderen Hälfte des ligamentären Glottisbereiches ein schmalerer und
kürzerer Spalt als der "Internusspalt" bei der hypofunktionellen Dysphonie (s. Kruse 1982).

Die insbesondere bei Frauen vorkommende Kombination mit einem "Transversus-
spalt" ist dagegen in diesem Zusammenhang belanglos, da dieser unabhängig von der
Funktion des äußeren Spanners entsteht und somit kein diagnostisches Kriterium
darstellt.

Bei *einseitiger Erkrankung* ist die Schrägstellung der Glottis mit
Verlagerung der hinteren Kommissur zur Störungsseite (Arnold 1961;
Berendes 1982) zwar ein relativ konstantes, dennoch keinesfalls kenn-
zeichnendes Symptom, da wir diese auch bei anderen laryngealen Funktionsstörungen oder auch als funktionell unbedeutende Variante finden.
Gleiches gilt für die Asymmetrie der Aryknorpel mit Dorsalposition auf
der Erkrankungsseite.

Insgesamt ist die laryngoskopische Befundung weniger diagnostisch
als vielmehr differentialdiagnostisch von Bedeutung.

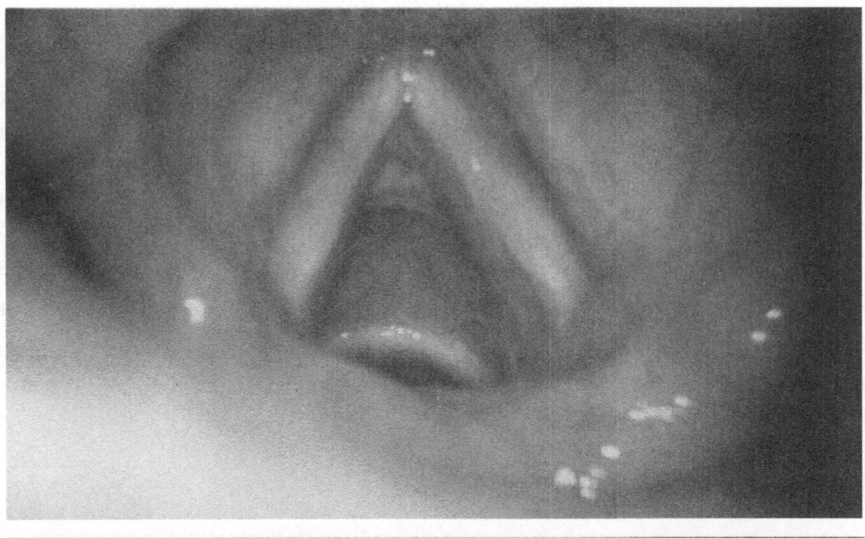

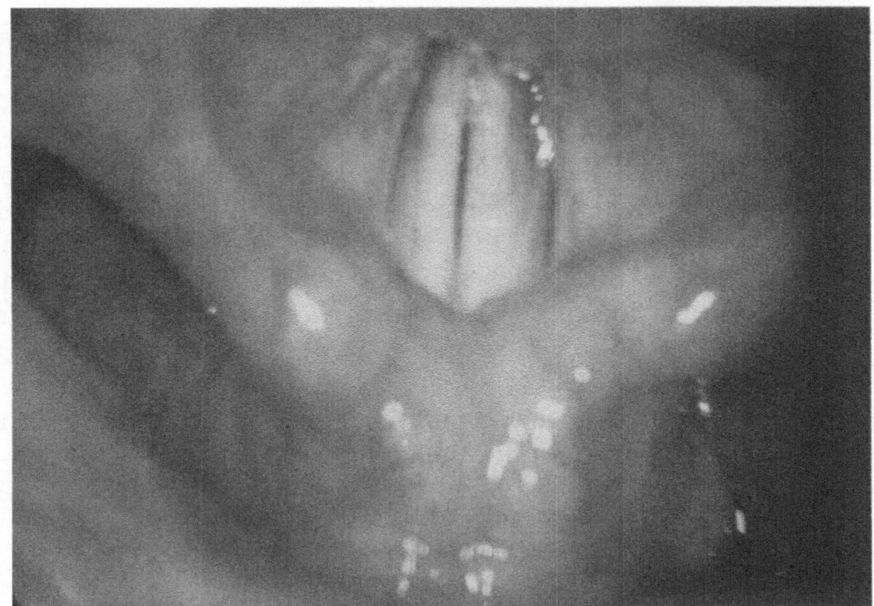

Abb. 1a, b. Lupenlaryngoskopisches Bild einer rechtsseitigen Lähmung des M. cricothyreoideus bei Atmung (a) und Phonation (b): frei bewegliche, reizlose Stimmlippen; bei Phonation linearer Spalt im vorderen Drittel, Glottisschrägstand nach hinten rechts und Dorsalposition des Aryknorpels auf der Lähmungsseite

3.3 Palpation

Für die Diagnostik in der HNO-Praxis kann die Palpation des Spatium cricothyreoideum beim Höhersingen eine hilfreiche Untersuchungsmethode sein. Bei geeigneter postoperativer Beschaffenheit und nicht zu ausgeprägter Adipositas des Halses kann man diese Distanz ertasten und bilateral mit dem Daumen die *vorhandene oder fehlende Verkleinerung beim Aufwärtssingen* überprüfen. Dieser Befund ist natürlich bei einseitigem Funktionsverlust des M. cricothyreoideus besonders auffällig.

Bei entsprechender Anamnese sollte selbst ein nicht ganz eindeutiger Palpationsbefund den Verdacht auf eine beiderseitige Erkrankung aufkommen lassen und Anlaß sein zur weiteren diagnostischen Klärung.

3.4 Stroboskopie

Pathognomonisch ist nun der stroboskopische Befund. Die anamnestisch geklagte Instabilität und Vertiefung der Sprechstimme bei gleichzeitigem Verlust der Höhe ist pathophysiologisch nur zu erklären durch eine *Spannungseinbuße der Stimmlippen mit Verlust der Grundspannung.* Und eben dies sieht man stroboskopisch: die betroffene Stimmlippe zeigt keinen stabilen Grundtonus mit einheitlicher Schwingung des Muskelkörpers, sondern zerfällt in einzelne, asynchron schwingende Muskelpartien. Das Bild erinnert an eine schlaff "im Winde flatternde Fahne" (Tarneaud 1937). *Der an sich gesunden Stimmlippenmuskulatur fehlt ganz offensichtlich der straffe, orientierende Rahmen für den geordneten Funktionsablauf.*

Hieraus ergeben sich weitere, nicht immer leicht zu differenzierende stroboskopische Kriterien. So findet man eine dauernd *wechselnde Schwingungsamplitude* (am besten zu beurteilen im "bewegten" Bild) mit genereller Tendenz zur Erweiterung, sofern nicht eine *sekundäre* hyperfunktionelle Kompensation im Schwingungsverhalten dominiert.

Gelegentlich nimmt die Amplitude statt der üblichen konkaven sogar eine offenbar recht kennzeichnende *dreieckige Form* an, deren morphologisch-funktionelles Substrat wir derzeit noch nicht ausreichend deuten können.

Kaum zu beurteilen ist die *"Randkantenverschiebung"* (Schönhärl 1960) infolge der tonusärmeren Stimmlippenmuskulatur. Eine normalerweise gleichmäßig abrollende Schleimhautbewegung ist nicht zu erkennen, lediglich vereinzelte, eher zufällige Verstärkungen dieser Schwingungskomponente (am besten zu untersuchen im "stehenden Bild").

Ein störungsspezifisches Symptom kann die *Änderung des Schwingungsverhaltens bei zunehmender Tonhöhe* sein, sofern Höhersingen krankheitsbedingt überhaupt ausreichend möglich ist. Gelingt dies aber, so bleibt bei einseitiger Erkrankung auf der betroffenen Seite die Spannungszunahme der Stimmlippe mit Verkürzung der Amplitude aus. Es kann sogar eine *Erweiterung* auftreten, die für den Funktionsausfall des M. cricothyreoideus beweisend wäre.

Die Erklärung für dieses scheinbare Paradoxon liegt darin, daß diese Patienten mit erhöhtem subglottischen Atemdruck phonieren, dem die an sich intakte innere Muskulatur dieser Stimmlippe nur begrenzt Widerstand leisten kann.

Erfahrungsgemäß ist jedoch die *Seitendifferenzierung* allein aus dem stroboskopischen Befund *nicht einfach* und wird zudem mit zunehmender Dauer des Funktionsausfalles immer schwieriger. In gleicher Weise wie bei den einseitigen Stimmlippenlähmungen in Paramedianstellung (Kruse 1978) (Abb. 2) entwickelt sich auch hier infolge der Störung im muskulären Synergismus eine zunehmende funktionelle Schwäche zunächst der an sich gesunden inneren Stimmlippenmuskeln, schließlich aber auch des kontralateralen M. cricothyreoideus.

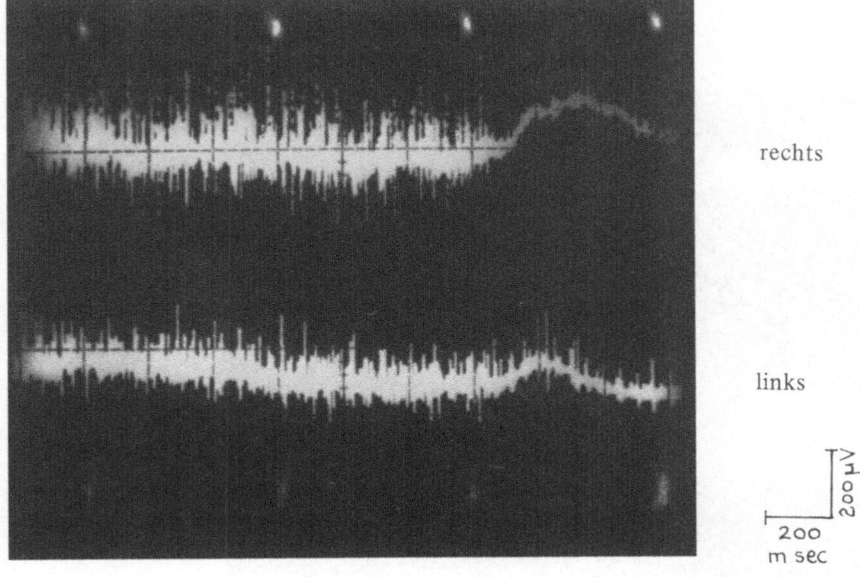

Abb. 2. Elektromyogramm der Mm. cricothyreoidei bei linksseitiger Stimmlippenlähmung in Paramedianposition: reduzierte Aktivität des nicht gelähmten homolateralen M. cricothyreoideus im Sinne einer "Inaktivitäts-Hypofunktion"

3.5 Elektro- und Reflexmyographie

Die ideale Ergänzung zur stroboskopischen Diagnostik bietet sich in der **Elektromyographie** an, da der M. cricothyreoideus von außen leicht zugänglich ist. Zudem erlaubt die geringe Belästigung für den Patienten auch Verlaufs- und Kontrolluntersuchungen.

Der *einseitige Funktionsverlust* des M. cricothyreoideus wird bei der routinemäßig bilateral-simultanen Nadel-Ableitung unmittelbar ersichtlich aus der meist *hochgradigen Aktivitätsdifferenz,* insbesondere beim Höhersingen mit maximaler Willküraktivierung (Abb. 3). Auf der Erkrankungsseite fehlt eine phonatorische Dichte- und Amplitudensteigerung des auch in Ruhe bereits gelichteten "Interferenz- oder Übergangsmusters" (Fasshauer et al. 1984; Ludin 1976; Wustrow 1970).

Unter gleichen Ableitungsbedingungen ist dann ebenso leicht die diagnostische Aussage auch bei *doppelseitiger Schädigung* zu treffen (Abb. 4). Insoweit verhilft also die Elektromyographie zur Sicherung der Diagnose und Seitenlokalisation.

Nicht so einfach gelingt die **Klärung der Pathogenese und somit der Art des Funktionsverlustes,** da offenbar selbst bei gesichertem Ausfall der Innervation die betroffene Kehlkopfmuskulatur immer noch eine elektrische Aktivität aufweisen kann.

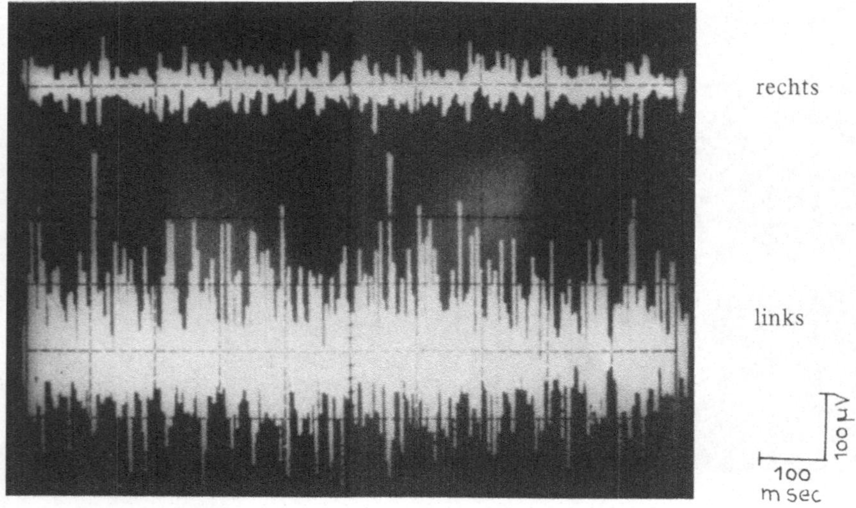

Abb. 3. Elektromyogramm bei rechtsseitiger Lähmung des M. cricothyreoideus: ausgeprägte Aktivitätsminderung bei Phonation

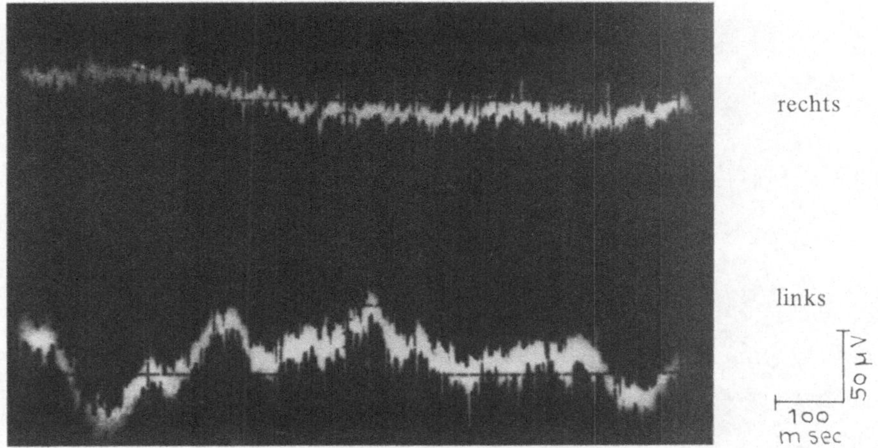

Abb. 4. Elektromyogramm bei beidseitiger Lähmung der Mm. cricothyreoidei mit beiderseits erheblich reduzierter Aktivität bei Phonation (Ableitung mit 50 µV/Einheit!)

In Analogie zu entsprechenden Befunden an Augenmuskeln (Ludin 1976) und aufgrund der ähnlich günstigen Innervationssituation mit einer Nerv-Muskelfaser-Relation beim M. cricothyreoideus von 1:23—30 (English u. Blevins 1969) vermuten wir hierin eine Besonderheit der Kehlkopfmuskulatur, weil wir bei unseren Untersuchungen und späteren Kontrollen in keinem einzigen Fall eine "elektrische Stille" fanden.

Eine **Neurogenese** ist mit größter Wahrscheinlichkeit anzunehmen, wenn sich *in Ruhe "pathologische Spontanaktivitäten"* (Fasshauer et al. 1984; Ludin 1976) finden lassen. Hierzu zählen "positive scharfe Wellen" (Abb. 5a) "Fibrillationspotentiale" (Abb. 5b) und "pseudomyotone Entladungen" (Abb. 5c), die im gesunden Muskel nie abzuleiten sind.

Diese pathologischen Spontanaktivitäten können zwar ebenfalls wie gehäufte "Polyphasien" (Abb. 5d) auch bei Myopathien vorkommen, sind aber insbesondere bei kombiniertem Auftreten (Ludin 1976) hier praktisch sichere Zeichen der *Denervierung.* Wir selbst fanden sie jedenfalls bei keiner traumatischen Myopathie des M. cricothyreoideus (Fasshauer et al. 1984).

Vor allem bei chronischen Denervierungsprozessen werden allerdings solche Denervierungspotentiale des öfteren erst nach gründlicher und dann für den Patienten unangenehmerer Sondierung des Muskels erfaßt, so daß immer gezielt nach ihnen zu fahnden ist.

Eigene erste Erfahrungen mit der **laryngealen Reflexmyographie** (Thumfart 1981; Thumfart u. Gschwandner 1980) erlauben entgegen unseren Erwartungen angesichts der inkonstanten, nicht immer reprodu-

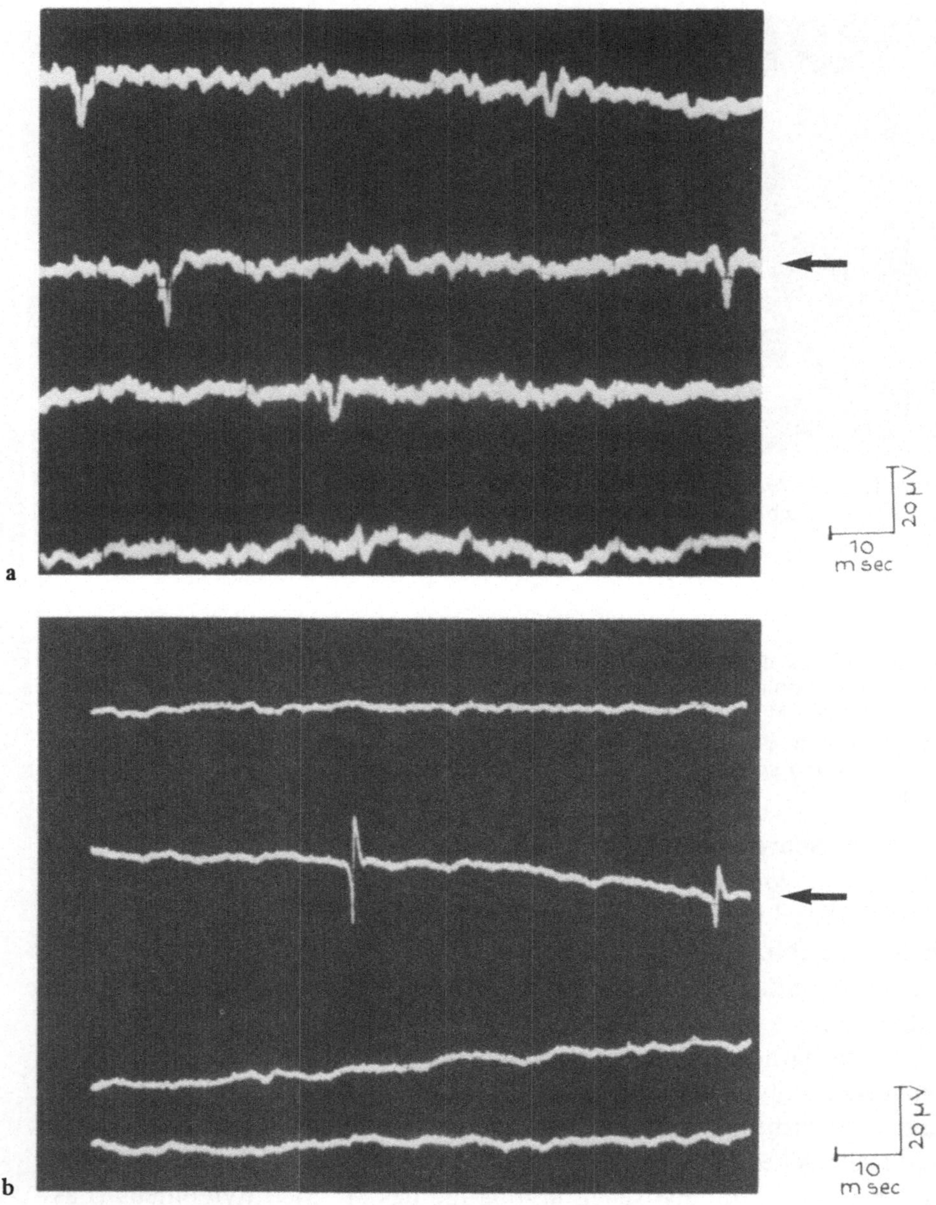

Abb. 5 a—d. Pathologische Spontanaktivitäten im Elektromyogramm bei Lähmungen des M. cricothyreoideus: positive scharfe Wellen (**a**), Fibrillationspotentiale (**b**), pseudomyotone Entladungen (**c**) und gehäufte Polyphasien (**d**)

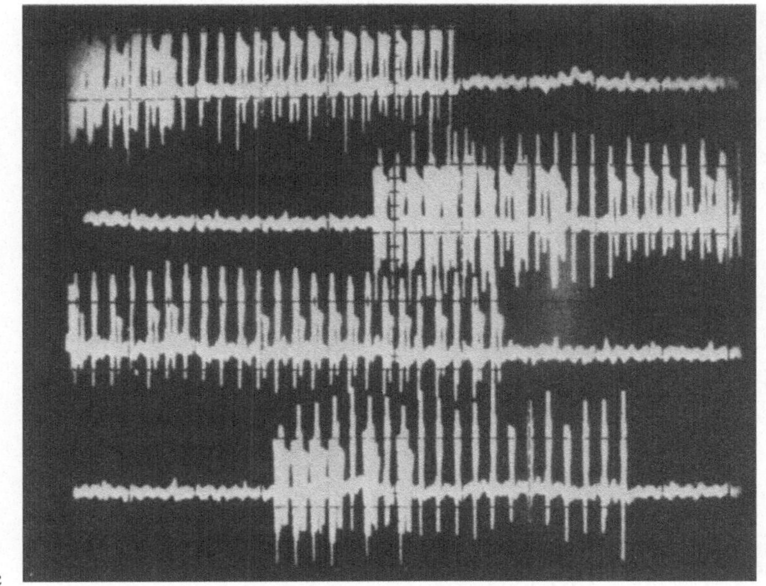

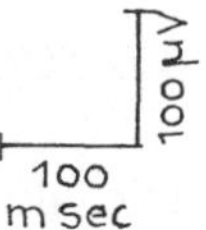

c

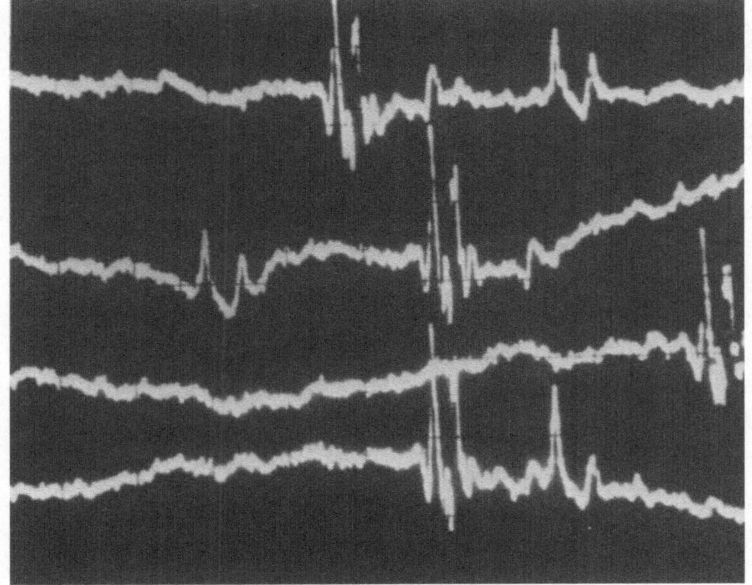

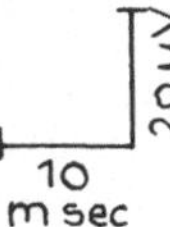

d

zierbaren Resultate noch keine sichere Differenzierung zwischen einer neurogenen und myogenen Störung. Der häufigste, aber eben nicht konstante Befund war eine verzögerte, verlängerte und aufgesplitterte erste Reizantwort bei fehlender zweiter und normalen Reizantworten auf der gesunden Seite (Fasshauer et al. 1984).

Andererseits war die Reflexmyographie aber auch unauffällig bei elektromyographisch gesicherter Muskelschädigung und pathologischen Spontanaktivitäten. Man wird also weitere Untersuchungen abwarten müssen, bevor diese Methode auch für die Routinediagnostik geeignet erscheint.

Keine Aussage war schließlich möglich über die insbesondere prognostisch interessierende *graduelle Ausprägung* des muskulären Funktionsverlustes, weder bei den Lähmungen noch bei den Myotraumen.

3.6 Stimmstatus

Die akustische Stimmbeurteilung bestätigt die subjektiven Angaben der Patienten. Bezüglich des *Stimmklanges* imponiert neben einer verschiedengradigen Heiserkeit die Instabilität, ähnlich einer Mutationsstimme.

Die *Sprechstimmlage* ist meist in auffälliger Weise bis an die untere Grenze des Stimmumfanges verlagert, bei den Frauen nicht selten bis in den Bereich der normalen männlichen Sprechstimme.

Eindeutig reduziert auf meist pathologische Werte (Schultz-Coulon 1980) ist des weiteren der *Stimmumfang,* der normalerweise für die Durchschnittsstimme eineinhalb bis zweieinhalb Oktaven umfaßt, bei musikalischen und sängerisch aktiven Personen aber auch durchaus dreieinhalb Oktaven.

Wegen der individuellen Streuung sind diese Angaben allerdings diagnostisch nicht besonders aussagekräftig, was gleichfalls für die *Tonhaltedauer* beziehungsweise maximale Phonationszeit (Schultz-Coulon 1980) gilt. Auch hier finden sich überwiegend pathologische Werte unter 15 Sekunden.

Im intraindividuellen Vergleich zur prämorbiden Situation gibt diese Untersuchung jedoch ein *relatives Maß* für die verbliebene Dosierungsfähigkeit und den Ausnutzungsgrad der phonatorischen Luft in Abhängigkeit vom glottischen Widerstand, an dessen Regelung der M. cricothyreoideus wesentlich beteiligt ist.

Die *Lungenfunktionsprüfung* zeigt üblicherweise Normalwerte, sofern keine sonstigen pulmonalen oder kardialen Erkrankungen vorliegen.

4. Differentialdiagnose

Eine **Stimmlippenlähmung** oder **traumatische Fixation** infolge Ankylose des Arygelenkes ist bereits mit der Laryngoskopie aufgrund der freien Beweglichkeit zweifelsfrei auszuschließen (Abb. 1). Sofern eine Intubation erfolgte, sind ebenso leicht sichtbare **Intubationstraumen** (Granulome, Narben, Aryknorpel-Luxationen) abzugrenzen. Intubationsbedingte **Mikrotraumen** in Form des partiellen oder auch totalen "phonatorischen Stillstandes" (Schönhärl 1960) bedürfen dagegen der stroboskopischen, die seltenen hypofunktionellen Formen zusätzlich auch der elektromyographischen Abklärung. Dies trifft in gleicher Weise auf die **funktionellen hypo- oder hyperfunktionellen Dysphonien** wie auf die "**Rahmenfunktionsstörung**" nach Schilling (1940) zu, sofern diesem Störungsbild überhaupt eine echte pathologische Qualität zuzuordnen ist. Auch **kongenitale Asymmetrien** sowie **dysplastische, hormonelle oder psychogene Dysphonien** sind stroboskopisch eindeutig zu differenzieren, alternativ aber auch elektromyographisch.

Eine **Arthritis des Cricothyreoid-Gelenkes** wurde unseres Wissens noch nicht beschrieben, während die **Luxation** dieses Gelenkes eine ausgesprochene Seltenheit darstellt. Zur eindeutigen Abgrenzung ist eine Elektromyographie erforderlich.

Bulbäre Kehlkopflähmungen mit *isolierter* Beteiligung des N. laryngeus cranialis oder gar nur seines motorischen Astes sind uns nicht bekannt. Neben den bereits erwähnten laryngealen Sensibilitätsstörungen besteht in der Regel ein *kombinierter* Nervenausfall mit entsprechender Polysymptomatik (Berendes 1982).

5. Pathomechanismus

5.1 Neurogenese

Isolierte Lähmungen des M. cricothyreoideus *ohne supraglottische Sensibilitätsstörungen* sahen wir mit einer noch zu erörternden Ausnahme ausschließlich nach Strumektomien.

Der entsprechende Schädigungsmechanismus wird unmittelbar verständlich aus der Betrachtung der anatomisch-topographischen Situation im Operationsgebiet (Abb. 6): Nach Aufteilung des N. laryngeus cranialis in Höhe der Membrana hyothyreoidea verläuft der R. externus in unmittelbarer Nachbarschaft medial der oberen Schilddrüsengefäße und biegt etwa in Höhe des oberen Poles nach median zum M. cricothyreoideus um. Dieser anatomische Verlauf erklärt, warum

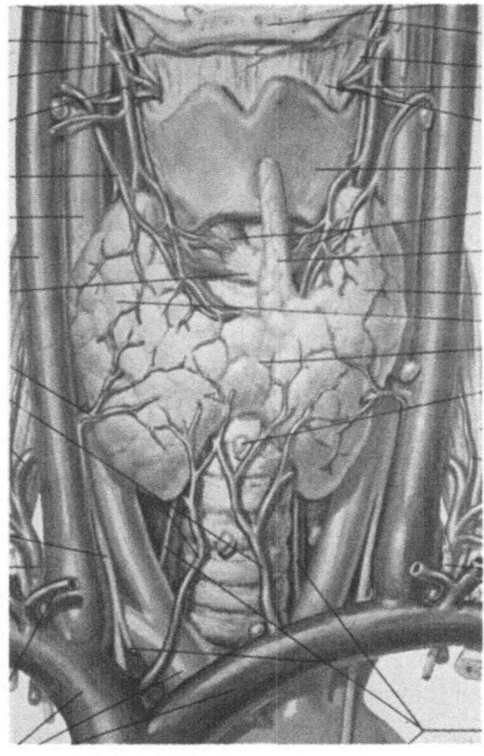

Abb. 6. Topographisch-anatomische Situation im Operationsgebiet einer Strumektomie in frontaler Darstellung (Netter 1965): der R. externus des N. laryngeus cranialis verläuft in Höhe des oberen Pols unmittelbar medial von den oberen Schilddrüsengefäßen, während der R. internus deutlich oberhalb durch die Membrana hyothyreoidea abzweigt

dieser Nervenast *isoliert* bei der häufiger noch relativ großzügigen Ligatur und nachfolgenden Durchtrennung der oberen Polgefäße mit erfaßt und durchtrennt werden kann, zumal angesichts variabler Verläufe sowohl des Nervenastes als auch der Polgefäße in ihrer gegenseitigen Relation sowie zum oberen Pol selbst in einer Häufigkeit von immerhin ca. 20% (Moosman u. de Weese 1968).

Zu vermeiden ist diese durchaus nicht seltene Komplikation der Strumektomie nur dann, wenn der R. externus vor Ligatur der oberen Polgefäße präpariert und isoliert und ihm während der Operation die gleiche Aufmerksamkeit gewidmet wird wie dem N. recurrens. Die bereits seit vielen Jahren (Roeder 1932) in verschiedensten Publikationen vorfindlichen Hinweise auf diese Komplikation haben dennoch bislang nicht die notwendige Resonanz gefunden, vermutlich wegen der bisher verkannten **klinischen** und letztlich dann auch **juristischen Relevanz**.

Der *innere Ast* des oberen Kehlkopfnerven liegt dagegen üblicherweise genügend weit außerhalb dieser Gefahrenzone und wird nur bei äußerst ungünstiger Operationssituation mit erfaßt werden können, so daß die immer wieder zitierten Sensibilitätsstörungen eben kein Kardinalsymptom darstellen.

Bei der erwähnten Ausnahme war ursächlich keine Strumektomie vorausgegangen, hier trat die einseitige Lähmung des M. cricothyreoideus nach intensiv-medizinischen Maßnahmen wegen eines Suizidversuches ein. Die nachweislich neurogene Schädigung ist denkbar durch die Katheterisierung der V. jugularis interna, einem Schädigungsmechanismus, auf den Feldmann (1983) aufgrund eigener Beobachtungen aufmerksam gemacht hat.

Generell wird man also bei den operativen Halseingriffen in Kehlkopfhöhe auch auf den R. externus des N. laryngeus cranialis zu achten haben.

5.2 Myogenese

Ein identisches Störungsbild, allerdings ohne elektromyographische Denervierungszeichen (Fasshauer et al. 1984) ist zu beobachten vor allem nach Verkehrsunfällen mit *frontalem* Aufprall, Sport- und Hausunfällen sowie Schlägereien; in einem seltenen Fall entstand es sogar nach passivruckartiger Retroflexion des Kopfes bei einem Friseurbesuch (Kruse 1983).

Der gemeinsame Schädigungsmechanismus ist in einer **Zerrung des M. cricothyreoideus** zu sehen mit eventuellen Sehnen- oder Muskelrissen, für die bislang aber noch keine histologischen Befunde vorliegen. Ebenso muß derzeit noch offen bleiben, ob und wie weit es hierbei auch zu Störungen im tonusregulierenden Reflexsystem des Kehlkopfes kommen kann.

Nach Untersuchungen von Zenker und Zenker (1960) wird jedenfalls gerade der M. cricothyreoideus bei Retroflexion des Kopfes aktiviert, soll bei gleichzeitiger Phonation die Tonhöhe konstant bleiben. Die erhöhte Aktivität wird erforderlich zur Kompensation gegenläufiger Zugkräfte, wie sie sich hierbei aus der Lage dieses Muskels zwischen dem durch den Conus elasticus und den Trachealzug stärker fixierten Ringknorpel und dem relativ beweglicheren Schildknorpel ergeben (Zenker u. Zenker 1960).

Eine entsprechende, nun allerdings *ruckartige* und graduell erheblich *unphysiologische* Retroflexion des Kopfes ereignet sich bei **Auffahrunfällen**, wie wir aus der Analyse von Hochgeschwindigkeitsfilmen der Unfallforschung wissen (Kruse 1983).

Bei *angegurteten Autoinsassen* erfolgte diese Retroflexion in der *sekundären,* nach hinten gerichteten *Schleuderphase,* zumal bei insuffizienter oder fehlender Kopfstütze; bei *Nichtanlage des Gurtes* bereits in der *primären,* nach vorne gerichteten Schleuderphase mit *Aufprall auf den Unterkiefer.* Ein solcher Mechanismus ist ebenso zu vermuten bei bestimmten Haus- und Sportunfällen bzw. auch bei Schlägereien.

In allen Fällen resultiert eine *isolierte* Funktionsstörung des M. cricothyreoideus, typischerweise ohne klinische Hinweise auf direkte laryngeale Traumen.

Laryngeale Rupturen (Schulze u. Kleinsasser 1977) wären demnach prinzipiell auf den gleichen Schädigungsmechanismus zurückzuführen, offenbar allerdings erst bei noch höhergradiger Gewalteinwirkung.

6. Therapie

Die möglichst frühzeitige und in allen Fällen indizierte **logopädische Therapie** ist recht umfangreich. Im Vordergrund steht hierbei die Kräftigung des M. cricothyreoideus einerseits über *Willküraktivierung* mittels gezielter, funktionsspezifischer Stimmübungen, insbesondere bei Innervationsausfall andererseits über die *Fremdaktivierung* durch Exponentialstrom in Analogie zur Behandlung von Stimmlippenlähmungen (Kruse 1978).

Über dieses spezifische Muskeltraining hinaus ist des weiteren die Störung des gesamten muskulären Synergismus des Kehlkopfes therapeutisch zu berücksichtigen, die sich in einer konsekutiven Hypofunktion der primär gesunden homolateralen Stimmlippenmuskulatur mit entsprechender Stimmverschlechterung ausdrückt. Durch *zielgerichtete Funktionsübungen* erreichen wir eine Stabilisierung und größere Belastbarkeit der Sprechstimme sowie einen dichteren Glottisschluß mit wieder größerer Stimmintensität.

Nach Stabilisierung der Sprechstimme wird man schließlich versuchen, den Stimmumfang wieder zu erweitern mit entsprechender Korrektur und Anpassung der Stimm- und Atemtechnik. Hinzu kommen routinemäßig Elemente der allgemeinen und lokalen Entspannung sowie der Psychagogik.

Insgesamt ist ein solches Therapieprogramm mit erfahrungsgemäß durchschnittlich 40 Einzelsitzungen sehr zeitaufwendig und nur bei ausreichender Intensität mit möglichst täglichen Behandlungen effektiv.

Operative Behandlungsmethoden sind zwar empfohlen (Arnold 1961; Cammann et al. 1976) und teilweise auch praktiziert worden (Cammann et al. 1976; Roeder 1932), haben sich aber angesichts unzureichender funktioneller Resultate (Roeder 1932) nicht durchsetzen können. Sie sind unseres Erachtens auch nicht indiziert.

7. Therapieresultate und Prognose

Unsere bisherigen Therapieerfahrungen zeigen bei allen behandelten Patienten durchweg eine erhebliche, subjektiv bedeutsame *Besserung der Sprechstimme* mit Verringerung der Heiserkeit, stabilerem Klang und größerer Belastbarkeit, allerdings ohne Änderung der vertieften Sprechtonhöhe. Meist war diese Besserung auch in veränderten stroboskopischen und elektromyographischen Befunden zu objektivieren. Eine *Normalisierung* der Stimme ist jedoch die seltene Ausnahme und war bei den Lähmungen in keinem Fall zu erreichen, dagegen zweimal bei traumatischen Myopathien. *Spontanremissionen ohne Therapie waren objektiv nicht nachweisbar.*

In Abhängigkeit von der Besserung der Sprechstimme sind dann auch die Änderungen der Sing- und Rufstimmfunktion zu sehen, deren Einschränkung für die Patienten subjektiv eine unterschiedliche Gewichtung hat je nach Ausmaß und Art des praemorbiden privaten oder beruflichen Stimmgebrauches.

Im Unterschied zu den einseitigen Stimmlippenlähmungen in Paramedianstellung (Kruse 1978) können die erzielten Stimmresultate im weiteren Verlauf nicht immer konstant erhalten oder gar noch durch die erforderliche, individuell angepaßte Stimmbelastung gebessert werden. Vielmehr haben wir mehrfach auch Wiederholungsbehandlungen veranlassen müssen, weshalb phoniatrische Kontrolluntersuchungen regelmäßig auch über einen längeren Zeitraum empfohlen werden.

Die **Prognose** ist demzufolge insgesamt eher zurückhaltend zu stellen. Anzumerken ist hierbei allerdings, daß unsere Patienten wegen der persistierenden Dysphonie erst Monate bis Jahre nach Erkrankungseintritt phoniatrisch untersucht wurden, so daß eventuell durch frühzeitige Diagnostik und Therapieveranlassung günstigere Verläufe zu erwarten wären.

Gutachtlich sind diese Erkrankungen in Analogie zu den Stimmlippenlähmungen zu bewerten, wobei sich für einen Berufssänger oder andere professionelle Stimmberufe eine *Berufsunfähigkeit* ergeben kann.

8. Schlußbemerkung

Welch zentrale Rolle der M. cricothyreoideus unter *physiologischen Bedingungen* für die Kehlkopffunktion und hier insbesondere für die Stimmfunktion spielt, wird offenbar erst ausreichend deutlich an seiner *Pathologie.* Immerhin resultiert aus der Erkrankung "nur" dieses einen

Muskels eine erhebliche und durchaus nicht seltene Störung der Sprechstimme, des Singens und der Rufstimme mit gravierenden sekundären
Auswirkungen nicht nur für Patienten mit besonderer beruflicher Sprech-
bzw. Stimmbelastung. Vielmehr ist bereits die "normale Umgangsstim-
me" so stark gestört, daß auch das allgemein-kommunikative Verhalten
dieser Patienten nachteilig beeinflußt wird, häufig mit ausgeprägter
isolierender Tendenz.

Eine effektive Behandlung der subjektiv belastenden und objektiv
nachweisbaren Stimmbeschwerden kann jedoch nur dann stattfinden,
wenn der Funktionsverlust dieses Muskels nun auch tatsächlich in der
realen Häufigkeit diagnostiziert wird, was anhand der genannten typischen Untersuchungsbefunde nicht schwerfallen sollte. Bereits aufgrund
der charakteristischen Anamnese und des laryngoskopischen Ausschlus-
ses einer Stimmlippenlähmung, in geeigneten Fällen auch der Palpation
der Mm. cricothyreoidei beim Höhersingen, ist in der HNO-Praxis zumindest eine *Verdachtsdiagnose* zu stellen als Anlaß zur weiteren phoniatrischen Abklärung und Therapieeinleitung.

Wenngleich sich therapeutisch überwiegend *bislang nur Teilergebnisse*
erzielen ließen, so hat die Besserung und weitgehende Stabilisierung der
Sprechstimme mit Abbau der lästigen, gelegentlich quälenden Mißempfindungen für die übliche Kommunikation *subjektiv* eine ungleich
positivere Wirkung, als ihr unter Umständen objektiv beigemessen
werden mag.

Die Erörterung des Pathomechanismus zeigt zudem Möglichkeiten
der **Prophylaxe** auf. Dies gilt nach dem jetzigen Kenntnisstand hauptsächlich für die *neurogenen* Formen insofern, als vor allem bei der
Strumektomie — aber sicherlich auch bei anderen Halsoperationen —
dem äußeren Ast des oberen Kehlkopfnerven nicht zuletzt auch unter
juristischem Aspekt dieselbe Aufmerksamkeit geschenkt werden sollte
wie dem N. recurrens. Entsprechend sollten die Ligaturen der oberen
Polgefäße erst nach ausreichender Separation dieses Nervenastes erfolgen.

Das Wissen um eine isolierte Schädigung dieses R. externus im
Verlaufe einer Strumektomie verhilft schließlich auch zur Klärung von
manchen **peripheren Stimmlippenlähmungen**, wo trotz Läsion des N.
vagus zweifelsfrei *unterhalb* der Abzweigung des oberen Kehlkopfnerven eine *Intermediärstellung* der gelähmten Stimmlippe resultierte
und nicht die zu erwartende Paramedianposition. Hofer (1947) hat diese
Ausnahme seiner ansonsten auch klinisch ausnahmslos zu bestätigenden
Untersuchungsergebnisse zu begründen versucht mit einer "retrograden
Degeneration" am Beispiel eines Patienten, bei dem auf dieser Halsseite
die "radikale Entfernung" einer Struma maligna notwendig geworden
war mit Resektion auch des N. vagus im zitierten Abschnitt. Angesichts
einer derart komplizierten Operationssituation läßt sich allerdings

die unerwartete Intermediärstellung unseres Erachtens zwangloser deuten über eine *zusätzliche Durchtrennung des* weniger beachteten *R. externus.*

Dabei ist für diese Deutung ohne Belang, inwieweit eine periphere Hirnnervendurchtrennung mit zunehmender Dauer — und diese Latenz wird auch von Hofer (1947) bestätigt — *sekundär* zu regressiven und histologisch nachweisbaren degenerativen Veränderungen im Kerngebiet zu führen vermag.

Die Kenntnis der Pathologie des M. cricothyreoideus ist somit relevant nicht nur für die Diagnostik der betreffenden Patienten in der HNO-Praxis. Sie verhilft ebenso zur Beantwortung einzelner, bislang ungeklärter Aspekte der Kehlkopffunktion, läßt jedoch gleichzeitig wiederum manche gefundene Lösung erneut fragwürdig erscheinen.

Literatur

Arnold GE (1961) Physiology and pathology of the cricothyroid muscle. Laryngoscope 71:687–753

Becker W, Naumann HH, Pfaltz CR (1982) Hals-Nasen-Ohren-Heilkunde. Thieme, Stuttgart New York

Berendes J (1982) Organisch bedingte Funktionsstörungen des Kehlkopfes. In: Berendes J, Link R, Zöllner F (Hrsg) Hals-Nasen-Ohren-Heilkunde in Praxis und Klinik, 2. Aufl, Bd 4, Teil 1. Thieme, Stuttgart New York

Beyer TE (1941) Traumatic paralysis of the cricothyroid muscle. Laryngoscope 51:296–298

Biesalski P, Frank F (1982) Phoniatrie-Pädaudiologie. Thieme, Stuttgart New York

Cammann RJ, Pahn J, Rother U (1976) Diagnostik der N. laryngeus superior-Parese. Fol phoniat 28:349–353

Döhne E (1941) Beobachtungen über eine periphere Lähmung des Nervus laryngeus superior. Arch Sprach- und Stimmphysiol 5:157–162

English DT, Blevins CH E (1969) Motor units of laryngeal muscles. Arch Otolaryngol 89:778–784

Faaborg-Andersen K, Munk Jensen A (1964) Unilateral paralysis of the superior laryngeal nerve. Acta Otolaryngol 57:155–159

Fasshauer K, Kruse E, Gronen U (1984) Elektromyographie bei Funktionsstörungen des M. cricothyreoideus nach Trauma und Strumektomie. Z EEG-EMG 15: 99–104

Feldmann H (1983) Diskussionsbemerkung zu Kruse E (1983). Arch Otorhinolaryngol Suppl 219 (Verhandlungsbericht 1983)

Gabriel P, Chilla R (1978) Dysphonie nach Strumektomie. Kehlkopf- und Stimmveränderungen als Folge von Schilddrüsenoperationen. Chirurg 49:576–579

Gerhardt C (1863) Studien und Beobachtungen über Stimmbandlähmung. Virchow's Arch path Anat 27:68–98, 296–321

Gruenagel HH, Neumann L, Crins G (1979) Indikation und Ergebnisse operativer Behandlung sowie Rezidivprophylase — Verhalten bei Schilddrüsenerkrankungen. Med Welt 30:699–702

Hofer G (1947) Zur motorischen Innervation des menschlichen Kehlkopfes. Monatsschr Ohrenheilk 81:57–69

Kittel G (1980) Traumen der Phonations- und Artikulationsorgane mit Stimm- und Sprechstörungen. HNO 28:25–32

Kruse E (1978) Phoniatrische Behandlungsmöglichkeiten bei Stimmlippenlähmung in Paramedianstellung nach Strumektomie. Laryngol Rhinol 57:26–31

Kruse E (1982) Hypofunktionelle und hyperfunktionelle Dysphonie – Ein Beitrag zur Diagnose und Differentialdiagnostik funktioneller Stimmstörungen. Ganz H, Schätzle W (Hrsg) HNO Praxis heute, Bd 2. Springer, Berlin Heidelberg New York Tokyo

Kruse E (1983) Traumatische Myopathie des Musculus cricothyreoideus (Verhandlungsbericht). Arch Otorhinolaryngol Suppl 218–219

Luchsinger R (1940) Über die periphere isolierte Lähmung des N. laryngeus superior. Arch Sprach- u Stimmphysiol 4:15–22

Luchsinger R (1942) Die periphere isolierte Lähmung des N. laryngeus superior. Arch Otorhinolaryngol 151:393–401

Luchsinger R (1965) Beitrag zur Diagnostik (Elektromyographie) isolierter peripherer Lähmungen des N. laryngeus cranialis. Fol phoniat 17:105–114

Luchsinger R (1970) Die Lähmung des N. laryngeus cranialis. In: Luchsinger R, Arnold GE (Hrsg) Handbuch der Stimm- und Sprachheilkunde, 3. Aufl, Bd I. Springer, Wien New York

Ludin HP (1976) Praktische Elektromyographie. Enke Verlag, Stuttgart

Minnigerode B (1968) Über die kompensatorische Wirkung der laryngo-pharyngealen Muskulatur innerhalb pathologischer Phonationsvorgänge mit besonderer Berücksichtigung des Musculus cricopharyngeus. Arch Otorhinolaryngol 190: 291–308

Moosman DA, de Weese MS (1968) The external laryngeal nerve related to the thyroidectomy. Surg Gynec Obstet 127:1011–1016

Mygind H (1906) Die Paralyse des Musc cricothyreoideus. Arch Laryngol Rhinol 18:403–418

Netter FH (1965) Endocrine system and selected metabolic diseases. The Ciba Collection of Medical Illustrations. Vol 4. Ciba Pharmaceutical Company

Pascher W, Bauer H (1984) Differentialdiagnose von Sprach-, Stimm- und Hörstörungen. Thieme, Stuttgart New York

Pichlmaier H (1979) Behandlung der postoperativen Komplikationen nach Schilddrüsenoperation. Langenbeck's Arch Chir (Kongreßbericht) 349:139–142

Roeder CA (1932) Operations on superior pole of thyroid. Arch Surg 24:426–439

Schilling R (1940) Stimmstörungen nach Strumaoperation ohne Rekurrensschädigung. Arch Sprach- und Stimmphysiol 4:23–29

Schönhärl E (1960) Die Stroboskopie in der praktischen Laryngologie. Thieme, Stuttgart

Schönhärl E (1963) Beitrag zur qualitativen Stimmanalyse. Z Laryngol Rhinol 42:130–139

Schultz-Coulon HJ (1980) Die Diagnostik der gestörten Stimmfunktion. Arch Otorhinolaryngol 227:1–169

Schulze W, Kleinsasser O (1977) Rupturen des Larynx. HNO 25:117–121

Tarneaud J (1937) Die Stimmlippe im Zustand der Phonation. Der HNO-Arzt 28: 36–48

Thumfart WF (1981) Elektrodiagnostik bei Läsionen des N. recurrens. Arch Otorhinolaryngol (Kongreßber) 231:483–505

Thumfart W, Gschwandner R (1980) Die Elektroneurographie der Kehlkopfnerven mittels lupenendoskopischer EMG-Ableitung aus dem Kehlkopf des wachen Patienten. Laryngol Rhinol 59:727–736

Wustrow F (1970) Elektromyographie im Bereich der Muskulatur des Kehlkopfes. Luchsinger R, Arnold GE (Hrsg) Handbuch der Stimm- und Sprachheilkunde, 3. Aufl, Bd I. Springer, Wien New York

Zenker W, Zenker A (1960) Über die Regelung der Stimmlippenspannung durch von außen eingreifende Mechanismen. Fol phoniat 12:1–36

Funktionelle Aphonie

F. S. Brodnitz

1. Historische Vorbemerkungen

Unter den funktionellen Stimmstörungen nimmt die funktionelle Aphonie einen besonderen Platz ein. Während die große Majorität der nicht organischen Dysphonien durch Mißbrauch oder exzessive Überanstrengung der Stimme hervorgerufen wird, ist die funktionelle *Aphonie* als *rein psychogen* einzustufen.

Sie hat auch eine ungewöhnliche Geschichte. Jean Baptist Charcot in Paris und Henry Bernheim in Nancy, die Väter der modernen Neuro-Psychiatrie, waren beide sehr an dem Phänomen der *Hysterie* interessiert. Siegmund Freud, der nach anfänglichen Studien in organischer Pharmakologie durch sein Interesse an der Psycho-Dynamik der Hysterie zur Psychiatrie kam, ging als junger Arzt nach Frankreich zu Charcot und Bernheim. Er war so beeindruckt von deren Forschungen, daß er ihre Bücher ins Deutsche übersetzte und sie in Wien veröffentlichte.

Dort kamen sie in die Hände eines jungen Assistenten an der ersten laryngologischen Poliklinik, die von seinem Vater, einem der Pioniere dieser noch recht jungen Spezialität, geleitet wurde. In Bernheims Buch (1888) fand er einen Bericht über die Behandlung einer dreißigjährigen Frau mit funktioneller Aphonie mittels Hypnose und er beschloß, diese Erkrankung und die Anwendung der Hypnose zur Therapie zu studieren. In einer groß angelegten Arbeit, die 1889 separat publiziert wurde, berichtete er über die von ihm durchgeführte Behandlung in 6 Fällen (Abb. 1).

Für den Leser mag es interessant sein, daß der Autor dieser ersten Monographie über die psychogene Aphonie Arthur Schnitzler war, der

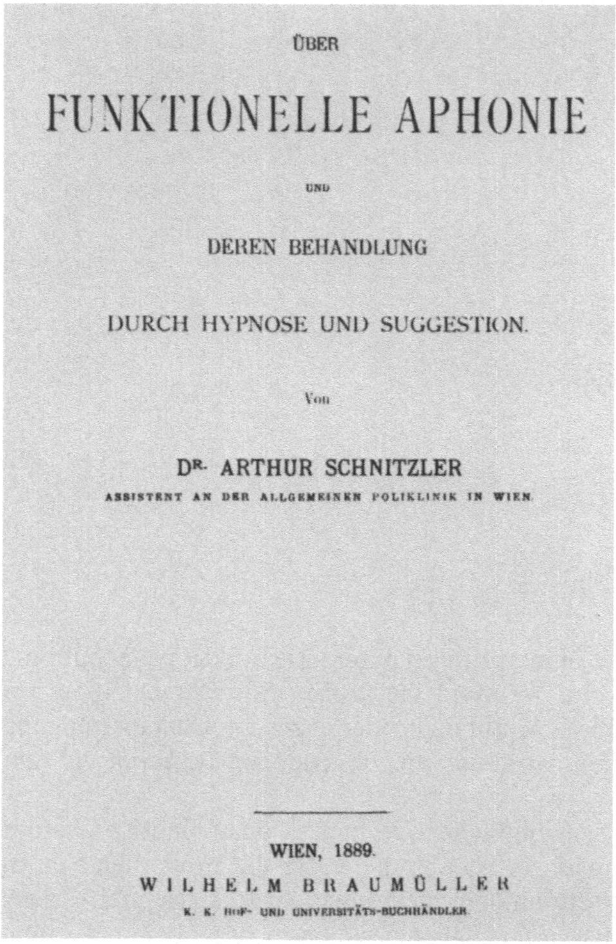

ÜBER

FUNKTIONELLE APHONIE

UND

DEREN BEHANDLUNG

DURCH HYPNOSE UND SUGGESTION.

Von

DR. ARTHUR SCHNITZLER
ASSISTENT AN DER ALLGEMEINEN POLIKLINIK IN WIEN.

WIEN, 1889.
WILHELM BRAUMÜLLER
K. K. HOF- UND UNIVERSITÄTS-BUCHHÄNDLER.

Abb. 1

wenige Jahre später die Medizin aufgab, um einer der berühmtesten
Bühnen- und Romanschriftsteller zu werden.

Es darf noch hinzugefügt werden, daß Schnitzler schon damals
empfahl, im Gespräch mit Patienten den Ausdruck "hysterische Aphonie"
zu vermeiden, der psychologisch belastend ist und statt dessen von einer
funktionellen Stimmstörung zu sprechen.

2. Häufigkeit der Erkrankung

Die funktionelle Aphonie ist keine Stimmstörung, die man oft in der
täglichen Praxis sieht. Aber sie ist doch verbreitet genug, daß nicht nur
der Laryngologe, sondern auch der praktische Arzt damit rechnen muß,
ihr früher oder später zu begegnen.

Ich habe vergeblich nach Statistiken mit größeren Fallzahlen gesucht. Aus der eigenen Praxis, die sehr stark auf Phoniatrie konzentriert ist, kann ich aus Beobachtungen von über 30 Jahren berichten: unter 2971 Fällen aller Arten von funktionellen Stimmstörungen waren 138 funktionelle Aphonien.

Auf der anderen Seite berichtete Croatto (zit. bei Luchsinger 1970), daß unter 100 Patienten mit psychiatrisch diagnostizierter Conversionshysterie 10 Patienten Symptome von funktioneller Aphonie aufwiesen.

Alle Autoren stimmen darin überein, daß die funktionelle Aphonie ganz *überwiegend bei Frauen* auftritt. Aronson et al. (1964) berichteten über 27 Fälle, von denen 24 Frauen waren, Barton (1960) über 20 Fälle, alle bei Frauen. In meinem eigenen Material waren 120 Frauen gegenüber 18 Männern. Es gibt jedoch eine interessante *Ausnahme* von dieser Regel. In Kriegszeiten wird die funktionelle Aphonie vorwiegend bei Männern beobachtet, die eine Aphonie als Folge von schweren kampfbedingten Neurosen entwickeln. Arnold (1948) hat in seinem Buch über die traumatischen Stimmstörungen über seine Beoachtungen während des zweiten Weltkrieges berichtet und betont, daß am Ende des Krieges unter den verzweifelten Endkämpfen eines verlorenen Krieges die Häufigkeit der funktionellen Aphonien sprunghaft zunahm.

Im übrigen muß betont werden, daß Statistiken dieser Art mit Vorsicht interpretiert werden müssen. Der frei praktizierende Phoniater bekommt natürlich vorwiegend Personen höheren Bildungsgrades zu sehen. So habe ich vorwiegend Angehörige entsprechender Berufe wie Lehrer, Geistliche, Anwälte, Ärzte und Kaufleute behandelt. Die Stimm- und Sprachkliniken, die meist Patienten aus einfacheren sozialen Schichten versorgen, sehen diese Fälle zu selten für eine größere statistische Erfassung.

Alle Altersgruppen können befallen werden, aber die große Mehrzahl beginnt in den mittleren Jahren. Unter den Frauen entwickelte sich die Erkrankung vorwiegend zwischen dem 40. und 50. Lebensjahr, also derjenigen Zeit im Leben einer Frau, die mit der Menopause eine emotionelle Belastung bringt.

Bei *Kindern* kommt die Aphonie sehr selten vor. Wenn sie schon in diesen Jahren einsetzt, ist sie sehr ernst zu nehmen als ein Symptom schwerer emotioneller Störungen, die in die Kompetenz des Psychiaters gehören.

3. Das Krankheitsbild

In der Regel setzt die Aphonie plötzlich ein. Recht oft können die Patienten den Zeitpunkt des Beginns der Störung präzise angeben. Plötzlich und überraschend ist der Patient nicht mehr imstande, eine hörbare Stimme zu produzieren und spricht nur noch flüsternd.

Nicht immer sieht man dieses klassische Bild der *totalen Aphonie.* In manchen Fällen besteht ein Wechsel zwischen totaler Aphonie und schwacher, aber klingender Stimme. Vor vielen Jahren hatte ich Gelegenheit, mit dem verstorbenen Phoniater Paul Moses unsere Erfahrungen mit aphonischen Patienten zu diskutieren. Wir stellten beide fest, daß wir in neuerer Zeit öfters Fälle dieser Art beobachtet hatten. Während früher beinahe ausschließlich die totale Aphonie gesehen wurde, scheint es heute, daß Stimmneurosen ebenso wie infektiöse Erkrankungen periodischen Schwankungen unterliegen; ein interessantes Thema für die psychiatrische Forschung.

Jedenfalls kann das Krankheitsbild der funktionellen Aphonie in ein Kontinuum der funktionellen Stimmstörungen eingeordnet werden, das alle hyperfunktionellen (hyperkinetischen) und hypofunktionellen (hypokinetischen) Dysphonien einbezieht. In diesem Sinne *steht die funktionelle Aphonie am extremen Ende der hypofunktionellen Dysphonien, während die spastische Dysphonie die stärkste Form der hyperfunktionellen Stimmstörungen darstellt.* In der klassischen Form der funktionellen Aphonie präsentiert sich der Patient also mit tonlosem Flüstern. Natürlich muß durch Untersuchung mit dem Kehlkopfspiegel eine organische Basis des Leidens wie Stimmlippenlähmung oder Ankylose der Arytaenoidknorpel ausgeschlossen werden. Auch an neurologisch bedingte Funktionsstörungen muß gedacht werden.

Recht oft kann die *Diagnose* der funktionellen Aphonie schon vor der Kehlkopfspiegelung gestellt werden. Während des im Flüsterton hervorgebrachten Beitrages zur Anamnese produziert der Patient gelegentlich einen durchaus tonhaften Husten oder lautes Räuspern. Beide Phänomene stellen primitive animalische Funktionen des Stimmorgans dar. Diese haben nichts mit "Kommunikation" zu tun, deren Unterbrechung charakteristisch für die funktionelle Aphonie ist. Es ist wohl nicht nötig zu betonen, daß derartige Erwägungen dem Patienten besser vorenthalten werden.

Die *Stimmlippen* sind völlig normal. Aufgefordert, einen Ton hervorzubringen, gelingt dies dem Patienten nicht und die Stimmlippen bleiben in Abduktion stehen. Oder aber sie beginnen mit einem Ansatz zur Adduktion, der aber aufhört, bevor der Glottisschluß erreicht ist. Dagegen sieht man beim Versuch zu husten oft einen kompletten Verschluß der Glottis.

Zwei Beobachtungen haben mich oft beeindruckt. Bei einer Form von Hysterie, die den Kehlkopf betrifft, könnte man erwarten, daß solche Patienten auch über den sogenannten **Globus hystericus** klagen würden. Ich habe dieses Symptom aber bei keinem meiner Patienten mit funktioneller Aphonie angetroffen. *Der Globus hystericus ist eben ein Sympton des Verdauungstraktes, während die funktionelle Aphonie ein Instrument der Kommunikation befällt.*

Ferner ist mir oft aufgefallen, wie wenig auch die völlige Aphonie den Patienten beeindruckt. Man sollte annehmen, daß der Ausfall der Stimme ein niederschmetterndes Ereignis sei. Statt dessen begegnet man oft einer merkwürdig detachierten Haltung, wenn der Patient über sein Leiden spricht. Die Begründung für diesen Mangel an depressiver Reaktion kann gegeben werden, wenn wir nun zur Diskussion der psychologischen Basis des Leidens kommen.

4. Psychodynamik der Aphonie

Alle Autoren, die über Erfahrungen mit funktioneller Aphonie berichtet haben, sind sich einig, daß es sich dabei in allen Fällen um eine rein *psychogene Form von Konversions-Hysterie* handelt. Nach Ziegler et al. (1963) spielt der hysterische Patient eine Rolle, nämlich die Rolle einer Person, die an einer organischen Erkrankung leidet. Bei der funktionellen Aphonie ist das Resultat eine beinahe völlige *Unterbrechung der Kommunikation* und damit eine Flucht vor den Anforderungen des Tages. Perkins (1957) interpretierte den psychologischen Mechanismus der Aphonie als eine "Verteidigung gegen die Erkenntnis von nicht akzeptierbaren Gefühlen" und als "stimmlichen Selbstmord". Moses (1954) sprach von der "Symbolisierung von Todeswünschen". Das trifft sicherlich auf manche Fälle zu.

Sehr oft stehen schwere seelische Traumen vor dem Einsatz der Aphonie. Unter den von mir gesehenen Fällen waren: eine Frau, deren Mann an einer zufälligen Vergiftung starb; eine andere Frau, die am Steuer saß, als ihr Mann bei einem Autounfall starb, während sie selbst verschont blieb; schließlich eine Witwe bei einem erfolglosen Selbstmordversuch mit Schlaftabletten.

Recht häufig lösen *schwere eheliche Probleme* die Aphonie aus. Bei einem meiner Patienten entwickelte sich die Aphonie jedes Mal vor einem öffentlichen Auftreten als Redner. In anderen Fällen war es die Furcht vor Krebs, die zur Aphonie führte, wenn nahe Angehörige an dieser Krankheit gestorben waren.

Leider muß gesagt werden, daß manchmal auch eine *iatrogene Ätiologie* besteht. Nicht weniger als acht meiner Patienten entwickelten die Aphonie im Anschluß an die Entfernung von völlig gutartigen Stimmlippenknötchen oder Polypen. In allen diesen Fällen wurde der Eingriff unternommen ohne irgendeine präoperative Orientierung des Patienten. *Für den Laryngologen stellt die Operation von gutartigen Veränderungen der Stimmlippen einen kleinen Eingriff dar, aber für den Patienten bedeutet jede Chirurgie an Organen der Kommunikation ein furchterregendes Ereignis.* Der Laryngologe sollte sich die Zeit nehmen, dem Patienten die unschuldige Natur des Eingriffs zu erklären und ihm ausreichende Instruktionen für Stimmruhe und vorsichtige Wiederaufnahme des Stimmgebrauches zu geben. Boone (1965) sah einen besonders tragischen Fall bei einem 7jährigen Kind, bei dem man Stimmlippenknötchen mit weitgehender Ablation der Oberfläche der Stimmlippen operiert hatte — eine sinnlose und höchst traumatische Prozedur.

Hier ist noch ein Wort am Platze über den Ursprung der oben erwähnten unemotionellen Einstellung vieler Patienten zu ihrem Leiden. Die Erklärung liegt in der Tatsache, daß die Aphonie dem Patienten häufig, um die psychiatrische Terminologie zu benutzen, eine "sekundäre Gratifikation" verspricht. Aronson (1966) von der Mayo-Klinik, der zusammen mit Neuro-Psychiatern diese Fälle studiert hat, zitiert derartige Patienten. Eine aphonische Mutter berichtet: "Meine Kinder benehmen sich jetzt besser." Ein anderer Patient sagt: "Jedermann ist jetzt freundlich und verständnisvoll."

Ich sah eine Nonne, die nach zwanzigjähriger Tätigkeit als Schullehrerin aphonisch wurde. An der Oberfläche erklärte sie wiederholt, daß sie den dringenden Wunsch habe, ihre Arbeit wieder aufzunehmen. Aber unter psychologischer Sicht war es klar, daß die Aphonie ihre eine willkommene Begründung gab, einer Tätigkeit zu entrinnen, die allmählich eine seelische Last geworden war.

5. Therapie

Der Laryngologe, der die Behandlung einer Aphonie übernimmt, wird mit einem Dilemma konfrontiert: darf man Symptome behandeln oder muß man die Ätiologie angreifen. Aus allgemeiner medizinischer Sicht ist die Entscheidung klar; man attackiert die Ätiologie und hofft, damit die Symptome der Krankheit zum Verschwinden zu bringen. Das hieße in unserem Falle sich auf die Diagnose der funktionellen Aphonie zu beschränken und den Patienten dem Psychiater zur Behandlung zu übergeben.

Gegen diese einfache Lösung sprechen bei psychosomatischen Erkrankungen eine Reihe von Erwägungen.

Zunächst einmal ist *der aphonische Patient ein schlechter Partner für jede Form von Psychotherapie.* Der Dialog zwischen Arzt und Patient, auf dem jede Psychotherapie beruht, ist kaum möglich, wenn der Patient nur in tonlosem Flüstern sprechen kann. Schon aus diesem Grund hat die Wiederherstellung einer gebrauchsfähigen Stimme therapeutischen Vorrang.

Fernerhin *fehlt dem Patienten in der Regel jede Erkenntnis des neurotischen Charakters des Leidens.* Er ist meist überzeugt, eine organisch bedingte Erkrankung zu haben und kommt zu deren Behandlung zum Laryngologen. Bevor man an eine Erörterung der psychogenen Situation gehen kann, ist es nötig, den Patienten nach gründlicher Untersuchung davon zu überzeugen, daß seine Stimmlippen ganz normal sind und daß er durchaus fähig ist, normale Töne zu produzieren.

In manchen Fällen liegt es auch so, daß das seelische Trauma, welches die Aphonie verursacht hat, seine Gültigkeit bereits verloren hat. *Der Patient ist innerlich bereit, die Kommunikation wieder aufzunehmen, braucht aber dazu die Hilfe des Therapeuten.* Zum Beispiel: Die Flucht in die Tonlosigkeit nach dem Verlust eines nahen Angehörigen kann langsam balanciert werden durch den Wunsch, sich dem Leben wieder zuzuwenden. Aber die inzwischen eingefahrenen Formen des Verhaltens sind vorerst noch zu stark, um aus eigener Kraft zu normaler Stimme zurückzufinden.

Ein Patient, der nach der Entfernung von Knötchen oder Polypen der Stimmlippen aphonisch geworden ist, bedarf erst einmal der *Überzeugung durch einen unabhängigen Laryngologen, daß die Operation durch den Kollegen kunstgerecht ausgeführt worden ist* und daß die Stimmlippen wieder ganz normal aussehen.

Schließlich ist zu bedenken, daß *die psychosomatische Bindung in zwei Richtungen verlaufen kann.* Sie geht nicht nur von der Psyche zu einem Organ oder zu einer Funktion des Körpers. Sie kann auch umgekehrt verlaufen. Die volle Wiederherstellung der Stimme, besonders wenn sie mit dramatischer Plötzlichkeit erfolgt, verbessert oft die emotionelle Gemütslage. Sie wirkt dann als eine indirekte Form der Psychotherapie.

Bevor eine Diskussion der *aktuellen Therapie* begonnen werden kann, mag es nützlich sein, sich zu vergegenwärtigen, was *nicht* getan werden sollte. Der schlechteste Rat, der nur zu oft von praktischen Ärzten, aber leider auch von Laryngologen gegeben wird, ist: eine zeitlang ganz zu schweigen. *Die Flucht in das Flüstern kann durch völlige Stimmruhe doch nur vertieft werden!* Es ist auch zu hoffen, daß niemand mehr versucht die Stimme durch barbarische Schocks wie den Gebrauch der **Muck'schen Kugel** oder durch elektrische Stromstöße zu erwecken. Man heilt eine Neurose nicht, indem man die Kranken erschreckt.

Ich verdanke meine Erfolge in der Behandlung der Aphonien meinem Lehrer Professor Carl von Eicken, der schon im ersten Weltkrieg eine spezielle Station für Soldaten mit kriegsbedingten Stimmneurosen unterhielt. Er lehrte uns immer eine *zweistufige Form der Behandlung.*

Der erste Schritt ist die Wiederherstellung einer klaren Stimme. Er sollte nur unternommen werden, wenn genug Zeit verfügbar ist für eine Behandlung in einer Atmosphäre von Ruhe und Überzeugungskraft. Der Erfolg hängt weitgehend ab von der Aura des "Heilers", die verlorengeht, wenn der Behandlungsversuch in der Eile einer übervollen Sprechstunde unternommen wird. Ein halber Versuch, der nicht zur Heilung führt, zerstört die Magik des Heilenden, die von entscheidender Bedeutung ist.

Man versichert zunächst dem Patienten mit großer Überzeugungskraft, daß er durchaus in der Lage sei, eine normale Stimme zu produzieren und daß er nur etwas Hilfe brauche, um dies zu erreichen.

Diese *Hilfe* kann auf verschiedene Weise gegeben werden, solange der Arzt sich klar darüber bleibt, daß dies nur eine Form von Suggestion ist, und der Patient empfindet, daß etwas für ihn getan wird: ein leichter Fingerdruck gegen den Schildknorpel, um die Stimmlippen zu "stützen"; ein ganz schwacher translaryngealer faradischer Strom; oder die Benutzung der von Fröschels et al. (1955) beschriebenen Stoßübungen. Manchmal kann auch ein leichter Husten benutzt werden, um zur Phonation überzuleiten.

In resistenten Fällen kann man auch Erfolg haben mit einer *künstlichen Vertäubung* durch bilaterale Maskierung der Ohren. Im Augenblick, wenn der Patient ohne es zu wissen einen guten Ton produziert, wird das maskierende Geräusch unterbrochen, und der Patient hört zu seiner Überraschung die wiedergewonnene Stimme.

Sobald der erste Ton zu hören ist, wird der Patient mit großer Begeisterung gelobt. Er wird dann aufgefordert, mit lauter Stimme zu zählen (was im strikten Sinne keine Kommunikation ist, sondern ein mehr mechanischer Vorgang), gefolgt von lautem Rezitieren der Wochentage. Langsam folgt die Überleitung zu freiem Sprechen mit voller Stimme. Im ganzen hängt viel ab von der zuversichtlichen Überredungskraft des Arztes, der jeden Schritt der Wiedergewinnung der Stimme mit großem Enthusiasmus begrüßt.

Unmittelbar danach folgt *der zweite Schritt der Behandlung,* um den Patienten davor zu bewahren, daß er in die Aphonie zurückfällt, wenn er die heilende Gegenwart des Arztes verlassen hat. Man erklärt ihm, daß wir alle zwei Stimmen haben; wir können flüstern und wir können laut reden, beides nach Wunsch. Der "Irrtum" des Patienten war es, daß er glaubte, aus dem Flüstern nicht mehr herauskommen zu können. Er wird deshalb aufgefordert, ein paar Zeilen zu lesen, eine Zeile im Flüsterton und die nächste Zeile mit lauter Stimme.

Es ist mir klar, daß dies eine ganz oberflächliche Interpretation eines komplizierten und tief verankerten seelischen Konfliktes ist. Jedoch ist das in diesem Stadium der Behandlung ein nützlicher Behelf, um das Vertrauen des Patienten in die wiedergewonnene Stimme zu stützen. Im gleichen Zuge wird dem Patienten erklärt, daß es unbedingt notwendig sei, das gute Resultat der ersten Behandlung bleibend zu verankern.

Der Laryngologe muß nun entscheiden, ob er sich kompetent genug fühlt, die weiteren Stadien der Behandlung zu übernehmen. Er ist zwar nach dem ersten überraschenden Erfolg in einer guten Position, mit dem Vertrauen des Patienten auch ein Dauerresultat zu erzielen, aber er mag zögern, sich mit dem tieferen Konflikt, der die Aphonie hervorgebracht hat, zu befassen.

Der Rat, der in den meisten Lehrbüchern gegeben wird, nämlich der Überweisung zum Psychiater, stößt oft auf den heftigen Widerstand der Patienten. Wenn diese nicht sehr vertraut sind mit der modernen Einstellung zur Psychiatrie, wehren sie sich energisch gegen psychiatrische Hilfe. "Ich bin doch nicht verrückt!" Aber auch besser unterrichtete Patienten zögern oft zuzugeben, daß sie selber psychologischer Hilfe bedürfen. Natürlich ist die Überweisung zum Psychiater obligatorisch, wenn man Grund zu der Annahme hat, daß die *Aphonie nur ein Teilsymptom einer tiefgehenden emotionellen Krise* ist.

Viele der Fälle von Aphonie können befriedigend behandelt werden mit warmherziger Teilnahme an den persönlichen Problemen des Patienten und einer durch Erfahrung und Studium erworbenen Kenntnis der psychologischen Dynamik. Recht oft ist der Patient nur zu bereit, über sein Leben und seine Probleme zu reden, ohne daß er sich als einen psychiatrischen Fall zu betrachten braucht. Mit zunehmender Erfahrung in der Behandlung aphonischer Patienten wächst das Zutrauen in die eigene Fähigkeit, die psychosomatische Grundlage dieser Fälle zu verstehen, sie mit Vorsicht zu behandeln und die Grenzen der eigenen Kompetenz richtig einzuschätzen.

6. Resultate der Behandlung

Aus dem bereits oben erwähnten Grunde ist es sehr schwer, wenn nicht unmöglich, sinnvolle Statistiken über die Ergebnisse der Behandlung von Aphonien zu finden oder selbst aufzustellen. Die Zahl der Fälle ist in beinahe allen Berichten viel zu klein, um statistisch bearbeitbar zu sein. Aber selbst wenn man eine größere Zahl von Patienten mit

Aphonien gesehen hat, ist man überfragt. Der Patient, dessen Stimme man dramatisch wiederhergestellt hat, sieht meistens keinen Anlaß, sich dem Arzt periodisch wieder vorzustellen.

Man kann jedoch anekdotisch über Erfahrungen mit einer größeren Zahl von Patienten berichten (Brodnitz 1969, 1971).

Von 138 Fällen von funktioneller Aphonie, die ich gesehen habe, waren 18 Patienten von praktizierenden Stimmpädagogen überwiesen, um eine organische Erkrankung auszuschließen. Nachdem der funktionelle Charakter der Aphonie bestätigt war, wurden diese Patienten dem Überweiser zur Behandlung zurückgegeben. 12 Patienten, die schon eine Reihe von Laryngologen konsultiert hatten, weigerten sich, die Diagnose einer rein funktionellen Stimmstörung anzunehmen. Der ihnen gegebene Rat, einen Psychiater zu konsultieren, wurde nicht befolgt. Es ist sicher, daß sie auch weiter die Runde bei anderen Laryngologen machen in der Hoffnung, eine organische Diagnose zu erwirken.

Das gleiche galt für 8 Patienten, die bei der ersten Behandlung hörbare aber recht schwache Stimmen entwickelten, sich aber weigerten, zu weiteren Behandlungen zu kommen. Ähnliche Erfahrungen hat jeder Arzt gemacht, der psychosomatische Leiden zu behandeln versucht. Die Krankheit dient in diesen Fällen dem Patienten als eine Erfüllung tief unbewußter Wünsche. Auf der anderen Seite stehen diejenigen Patienten, deren Konfliktsituation viel an Gültigkeit verloren hat, und die mit deutlicher Bereitschaft dem Arzt bei der Wiedergewinnung der Stimme folgen.

Von allen denjenigen Patienten, die durch die volle Behandlung gingen, gewannen sämtliche mit Ausnahme von drei ihre Stimme zurück, die große Mehrzahl in der ersten Sitzung, einige wenige beim zweiten oder dritten Male.

Der erste Patient war offensichtlich schwer psychotisch und wurde gleich einem Psychiater übergeben. Der zweite Fall betraf die Witwe eines Kollegen, der an Kehlkopfkarzinom gestorben war. Sie befand sich schon längere Zeit in der Behandlung eines prominenten Psychiaters. Weder seine noch meine phoniatrische Behandlung konnte den Ausbruch aus der vollen Stimmlosigkeit erreichen. — Der dritte Patient war ein 10jähriges Mädchen, das auf jede Behandlung mit äußerster Furcht reagierte. Es wurde einem auf Hypnose spezialisierten Psychologen überwiesen, dem es bei der zweiten Behandlung gelang, das Kind zu lauthaftem Sprechen zu bringen. Da wir übereinstimmten, daß das Kind dringend einer psychiatrischen Behandlung bedurfte, wurde den Eltern, die aus sehr einfachen Verhältnissen kamen, dieser Rat auch gegeben. Leider wurde er mit großer Entrüstung abgelehnt.

Ein weiterer interessanter Fall betraf einen 50jährigen Patienten, der auf jede stärkere Erkältung mit einer Episode von Aphonie reagierte. Nachdem er durch phoniatrische Behandlung Einsicht in den funktionellen Charakter der Aphonie gewonnen hatte und in diesem Sinne "kuriert" war, entwickelte er deutliche psychosomatische Symptome des Magens und Darmes. Die Neurose war eben aus einem Organ vertrieben, nur um sich in einem anderen Teil des Körpers einzunisten.

Im Durchschnitt waren vier bis fünf Behandlungen nötig, um das gute Resultat der ersten Sitzung genügend zu befestigen. Vier Patienten erlitten Rückfälle in die Aphonie, konnten aber sehr schnell zu guter Stimmgebung zurückgeführt werden.

12 Patienten waren bereits in psychiatrischer Behandlung. In diesen Fällen stimmten die Psychiater sehr gerne dem Versuch bei, die Stimme wieder zu beleben. Nachdem dies mit Erfolg erreicht war, konnte die psychiatrische Behandlung fortgesetzt werden.

14 Patienten wurden nach Abschluß der phoniatrischen Hilfe einem Psychiater weiterüberwiesen. Aber die große Mehrzahl der Patienten reagierte auf die Wiedergewinnung ihrer Stimme mit so sichtlicher Befriedigung, daß es vertretbar erschien, sie ohne weitere Behandlung zu entlassen.

Zusammenfassend darf gesagt werden, daß die Behandlung von Patienten mit funktioneller Aphonie eine der dankbarsten Aufgaben der Laryngologen darstellt. Wir sind sonst selten in der Lage auf relativ einfache Weise ein Leiden, das den Patienten einer der wichtigsten Lebensfunktionen beraubt, in kurzer Zeit zu beseitigen.

Literatur

Arnold GE (1948) Die traumatischen und konstitutionellen Störungen der Stimme. Urban und Schwarzenberg, Wien

Aroson AE, Peterson HW, Litin EM (1964) Voice symptomatology in functional dysphonia and aphonia. J Speech Voice Discord 29:367

Aronson AE (1966) Psychiatric symptomatology in functional dysphonia and aphonia. J Speech Hear Discord 31:115

Barton RT (1960) The whispering syndrome of hysteric dysphonia. Ann Otol Rhinol Larnygol 69:156

Bernheim H (1888) Hypnose, Suggestion und Psychotherapie. Deutsche Übersetzung von Sigmund Freud, Wien

Boone DR (1965) Treatment of functional aphonia in a child and an adult. J Speech Hear Discord 30:69

Brodnitz FS (1971) Vocal rehabilitation. Amer Acad Otolaryngol 4th edition, Rochester Minnesota

Brodnitz FS (1969) Functional aphonia. Ann Otol Rhinol Laryngol, 78:1244

Croatto L (1970) Zit. bei Luchsinger R u Arnold GE. Stimm- und Sprachheilkunde. Wien, S 453

Fröschels E, Kastein S, Weiss DA (1955) A method of therapy for paralytic conditions of the mechanism of phonation, respiration and glutination. J Speech Hear Discord 20:365

Moses P (1954) The voice of neurosis. Grune and Stratton, New York, p 97

Perkins W (1957) In Travis: Handbook of speech pathology. Appleton Century Crofts, New York

Schnitzler A (1889) Über die funktionelle Aphonie und deren Behandlung durch Hypnose und Suggestion. Braumüller, Wien

Ziegler FJ, Imboden JB, Rodgers DH (1963) Contemporary conversion reactions. J AMA 186:307

Das Kontaktgranulom –
Differentialdiagnose und Therapie

V. Barth

1. Das Kontaktgranulom

1.1 Krankheitsbild

Bei manchen Patienten, die mit dem subjektiven Empfinden von Kratzen, Rauhigkeit, manchmal mit stechendem Schmerz und mit einem leichten Belegtsein der Stimme zur Untersuchung kommen, kann man weißlich-unregelmäßige Veränderungen an einem oder beiden Aryknorpeln beobachten. Diese Veränderungen zeigen sich zum Teil glasig, grau-weißlich, zum Teil relativ derb mit einer Einziehung an der einen Seite als sogenanntes Ulcus und einer glatteren Ausprägung an der anderen Seite (Abb. 1). Die Genese dieser Veränderungen muß auf eine un-physiologische Gewalteinwirkung in diesem Bereich zurückgeführt werden, was zu der treffenden Beschreibung des *Hammereffektes* geführt hat.

Untersucht man diese Patienten funktionell mit Hilfe der strobos-kopischen Untersuchungsmethodik, so findet man bei einer Gruppe von Patienten, die in der Anamnese eine überdurchschnittliche Stimmbe-lastung angeben, manchmal auch bei Lärmbelastungen, im Schwingungs-spiel der Stimmlippen eher das Bild einer *hypofunktionellen Störung.* Das bedeutet, daß die Stimmlippen einen mehr oder weniger großen Spalt im Bereich der vorderen zwei Drittel persistierend zeigen, daß die Amplituden normal bis erweitert sind und die Randkantenverschiebung des Stimmlippenepithels deutlich nachweisbar ist. Bei diesen Patienten kann man jedoch an anderen Kehlkopfstrukturen, zum Beispiel im Bereich

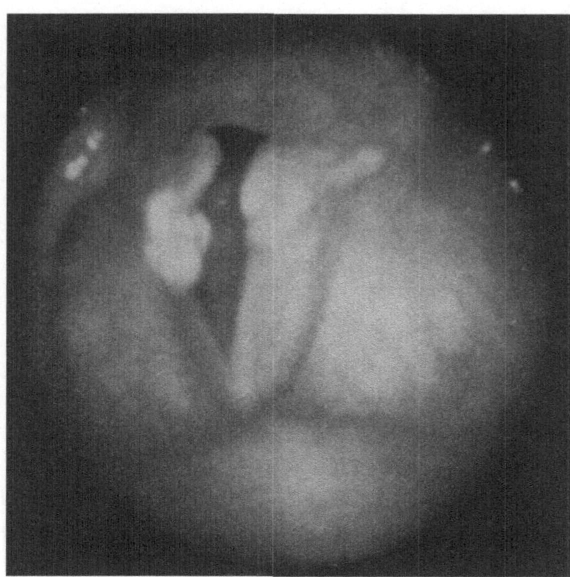

Abb. 1. Großes beidseitiges Kontaktgranulom, wobei rechts die Eindellung des sogenannten Ulcus zu sehen ist und links die glattere Veränderung. Es handelt sich dabei um das Stimmorgan eines Patienten, der starkem Maschinenlärm ausgesetzt war und über eine Funkanlage Meldungen abgeben mußte

der Taschenfalten und auch im Bereich der hinteren Kommissur eine deutliche Anspannungssituation beobachten.

Ich konnte solche Veränderungen bei einer ganzen Gruppe von *Vorarbeitern,* die im Lärm ihre Anweisung geben müssen, beobachten. Sie zeigten bei der Unterhaltung auch ein typisches Phänomen, was ich als überdunkelte Preßhaltung beschreiben möchte. Diese Patienten sprachen mit einer mehr oder minder deutlich zu tiefen Stimmlage. Zu dieser Gruppe gehören auch *Lehrer,* die, um mehr Autorität auszustrahlen, ihre Stimme ungewöhnlich dunkel einsetzen. Bei zu tiefer Sprechstimmlage und gleichzeitig zu hartem Stimmeinsatz kommt es zu einer übermäßigen mechanischen Belastung im Bereich der Stellknorpel, so daß sich als Antwort auf diese unphysiologische mechanische Belastung zum Teil beachtliche Veränderungen im Bereich der Aryknorpelschleimhaut bilden.

Auch bei *Sängern* konnte ich ähnliche Veränderungen beobachten, wobei es sich hierbei fast durchweg um männliche Patienten handelte, die ein mittleres bis tiefes Stimmfach hatten. Bei diesen Patienten zeigte sich der stroboskopische Befund jedoch nicht wie bei der ersten Gruppe als eine hypodyname Störung, sondern als eine eher *hyperdyname Störung* mit verminderten Amplituden, verminderten Randkantenverschiebungen, jedoch häufig einem vollständigen Stimmlippenschluß in der normalen Stimmlage. Diese Patienten gaben an, daß sie häufig in einer zu großen Lautstärke oder dabei in einer zu hohen Lage ihre Stimme belastet hätten (Abb. 2).

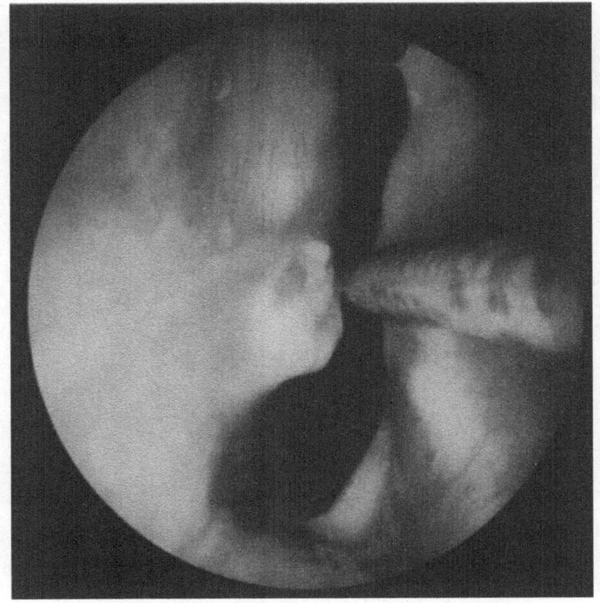

Abb. 2. Kontaktgranulom der linken Stimmlippe bei einem Sänger, der sein Stimmfach über ein Jahr deutlich überschritten hatte. Abtragung des Befundes in Injektionsnarkose. Die Injektionssonde führt am rechten Aryknorpel vorbei in das Innere der Luftröhre

Beide Gruppen benutzen bevorzugt den harten Stimmeinsatz. Bei allen diesen Patienten handelt es sich durchweg um sehr sensible Menschen mit einem Hang zur "Nervosität".

Ein gehäuftes Zusammentreffen von Kontaktgranulomen und Magen-Speiseröhren-Erkrankungen konnte bei uns nicht beobachtet werden. Was die *Geschlechtsverteilung* angeht, werden sehr viel häufiger Männer als Frauen von Kontaktgranulomen betroffen. Bei unserem Patientengut konnten wir häufiger Veränderungen an beiden Aryknorpeln als Veränderungen an nur einem Stellknorpel beobachten.

1.2 Therapie

Was das *therapeutische Vorgehen* angeht, behandeln wir kleinere Veränderungen, die lokal begrenzt sind und keine allzu große Ausdehnung haben, zunächst *konservativ* mit einer Kombination medikamentöser und logopädischer Maßnahmen. Die medikamentöse Therapie erfolgt in Form einer lokalen Behandlung mit antibiotikahaltigen Sprays (wie zum Beispiel Locabiosol) und einer systemischen Anwendung von abschwellenden Medikamenten (wie zum Beispiel Alph-intern), eventuell mit zusätzlicher Gabe von Kortikoiden (Abb. 3). Außerdem wird parallel dazu eine Stimmübungsbehandlung eingesetzt, die mit einer Erlernung der tiefgesetzten Zwerchfellbauchatmung beginnt, einen großen Wert auf die Einübung des weichen Stimmeinsatzes und den Abbau von Preß-

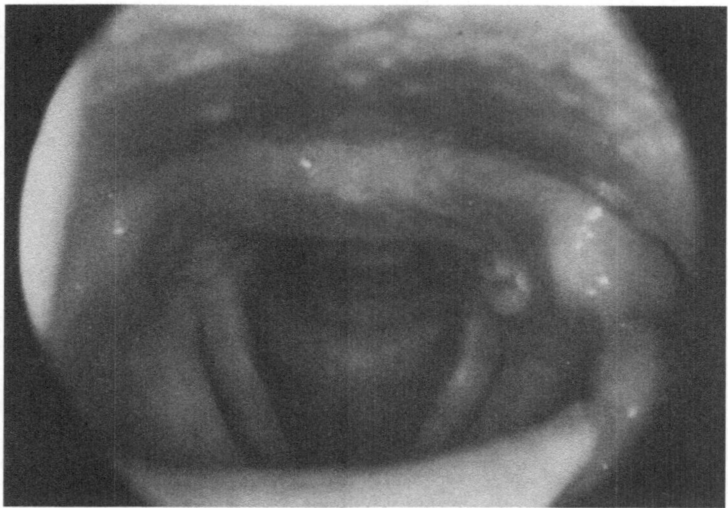

Abb. 3. Kleine Kontaktgranulome im Kehlkopf einer Sängerin, oberhalb der Glottisebene gelegen. Sie bildeten sich unter einer konservativen Therapie kombiniert mit
einer logopädischen Therapie vollständig zurück

mechanismen legt, sowie der Einhaltung der normalen Sprechstimmlage
im Bereich der Indifferenzlage Rechnung trägt. Unter dieser Therapie
bilden sich kleinere Veränderungen innerhalb von vier bis sechs Wochen
zurück.

Kommt es nicht zu einem vollständigen Verschwinden, so muß nach
der primär konservativen Therapie eine *operative Abklärung* erfolgen,
wie sie bei ausgedehnten Befunden zur Absicherung der Histologie
primär erfolgt. Diese *Abtragungen* werden wie bei den Intubationsgranulomen bei uns bevorzugt *in Injektionsnarkose* durchgeführt. Die histologische Absicherung in diesen Fällen halte ich für unbedingt notwendig,
da durch die Lokalisation der Veränderungen vom stroboskopischen Bild
her kein Aufschluß über deren Dignität erhalten werden kann, wie wir
es an den Stimmlippen bei ausgedehnten Entzündungen oder beginnenden Malignomen in Form des phonatorischen Stillstandes sehen können.
Nach der chirurgischen Abtragung und einer Abheilzeit von zirka zwei
bis drei Wochen werden die Patienten, wenn die Histologie keinen
Anhalt für Malignität gab, einer *postoperativen Stimmübungsbehandlung*
zugeführt, unter der dann nach Normalisierung der Stimmgewohnheiten
eine deutliche Besserung der Befunde erzielt werden kann. Diese Thera-
pien müssen zum Teil über Monate durchgeführt werden, bis die Befunde
sich soweit zurückgebildet haben, daß sie nicht mehr subjektiv als stö-
rend empfunden werden. Bei Sängern, die Veränderungen im Bereich
der hinteren Kommissur aufweisen, wird entsprechend vorgegangen,

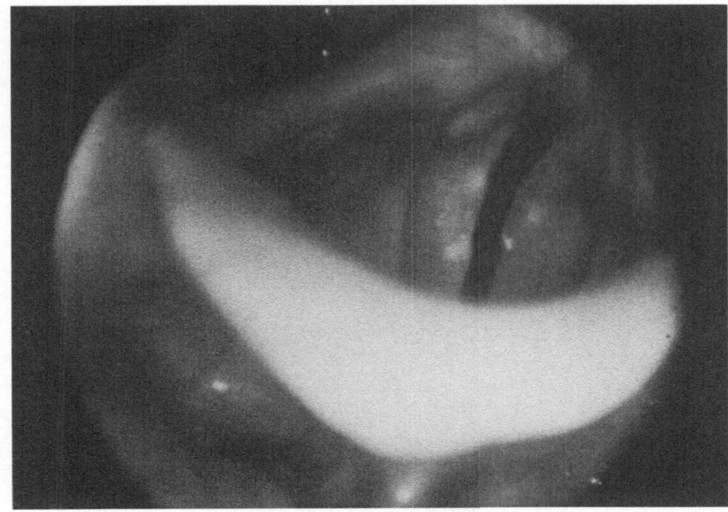

Abb. 4. Kehlkopf des gleichen Sängers wie Abb. 2 nach Abtragung und logopädischer sowie gesangstherapeutischer Behandlung über zirka ein halbes Jahr

wobei die logopädische Behandlung noch durch eine zusätzliche gesangstherapeutische Behandlung unterstützt werden muß, evtl. muß auch ein *Fachwechsel* vorgenommen werden, wobei mehr lyrische Partien gesungen werden (Abb. 4).

2. Differentialdiagnose

2.1 Hyperplastische Laryngitis

Therapeutisch schwer zu beeinflussende Veränderungen im Bereich der hinteren Kommissur kommen im Rahmen von chronisch hyperplastischen Laryngitiden vor, wobei die entzündlichen Veränderungen im Bereich der Aryknorpel sich so stark entwickeln können, daß die Beweglichkeit der Stimmlippen im Arygelenk eingeschränkt wird. Diese Krankheitsbilder können dem Bild von Rekurrensschädigungen ähnlich sehen.

Sie können somit den gesamten differentialdiagnostischen Aufwand auslösen, den man bei dem Verdacht von Rekurrensschädigungen hat (Abb. 5). Hierbei ist eine histologische Abklärung dieser Veränderungen unbedingt notwendig, damit kein Malignom übersehen wird. Ist die histologische Abklärung durchgeführt, so kann manchmal eine länger dauernde stationäre antibiotisch-abschwellende Behandlung notwendig

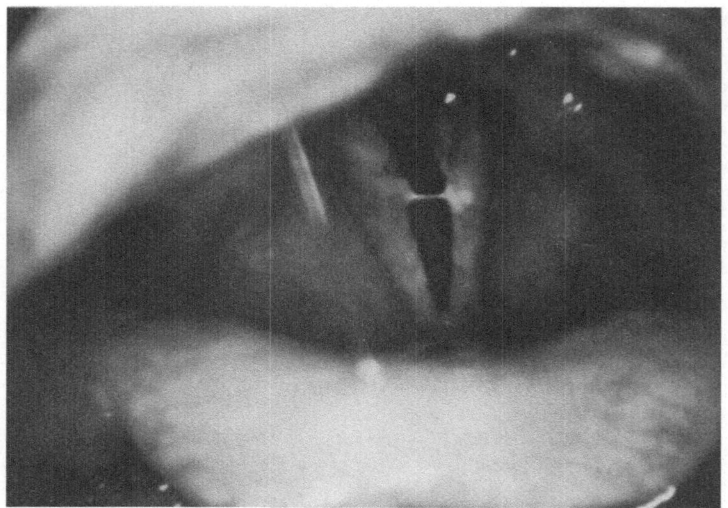

Abb. 5. Hyperplastische Laryngitis mit Kontaktgranulomen an beiden Aryknorpeln und Einschränkung der groben Beweglichkeit der linken Stimmlippe

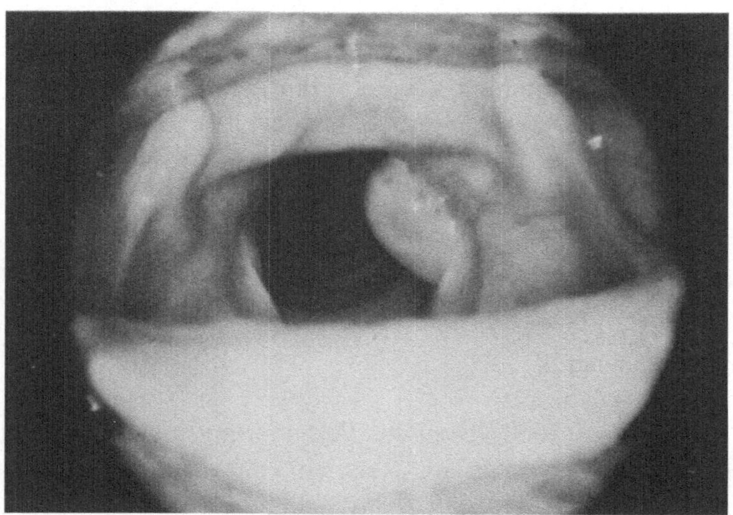

Abb. 6. Zyste am linken Aryknorpel

werden, bis die entzündlichen Veränderungen so abgenommen haben, daß eine Bedrohung der Atemfunktion ausgeschlossen ist. Selten stößt man bei der Abtragung solcher Prozesse in der hinteren Kommissur, insbesondere wenn sie einseitig vorhanden sind, auf Zysten, die dann natürlich keiner postoperativen logopädischen Behandlung bedürfen (Abb. 6). Dünne weißliche *Pachydermien im Bereich der Aryknorpel* sollten, wenn sie unter einer suffizienten antibiotisch-abschwellenden Behandlung nicht zurückgehen, auch histologisch abgeklärt werden.

2.2 Intubationsgranulome

Bei Patienten, die sich nach einer Intubationsnarkose wegen anhaltender Heiserkeit in unserer Klinik vorstellten, konnte man häufig ganz typische Befunde erheben. Bei Patienten, die von mir obligatorisch nach Strumektomien auf ihre Stimmfunktion hin untersucht werden, kann ich immer wieder nach Intubation helle, pralle, kissenförmige Verdickungen an beiden Aryknorpeln — insbesondere im Bereich der Processus vocales — beobachten (Abb. 7). Ich bezeichne diese Veränderungen aufgrund ihres Aussehens als **Intubationspolster.**

Sie zeigen manchmal in ihrer Umgebung einen schmalen geröteten Hof. Im stroboskopischen Bild kann man neben einer mechanisch bedingten kleinen Schlußinsuffizienz vor den Intubationspolstern meistens einen unauffälligen stroboskopischen Befund der Stimmlippen erheben, was Amplituden und Randkantenverschiebungen anbelangt. Die Beeinträchtigung durch die Heiserkeit ist meist unerheblich. Erfahrungsgemäß bilden sich diese zarten Veränderungen unter einer vierzehntägigen bis dreiwöchigen Stimmschonung und einer lokalen Behandlung mit antibiotikahaltigen Sprays (wie zum Beispiel Locabiosol) und einer systemischen Anwendung abschwellender Medikamente (wie zum Beispiel Alph-intern) restlos zurück. Bei 128 Patienten, die nach Strumektomie im Jahre 1984 in unserer Klinik untersucht worden waren, konnten bei 24 Patienten Intubationspolster nachgewiesen werden, die sich alle unter oben genannter Therapie restlos zurückgebildet haben.

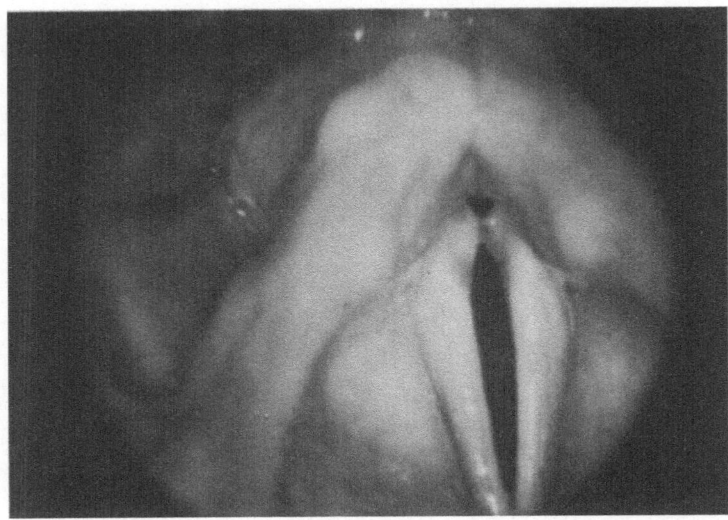

Abb. 7. Symmetrische Intubationspolster nach Strumektomie an beiden Processus vocales

Werden Patienten nach Wochen und gar Monaten nach einer Intubation wegen Heiserkeit vorstellig, kann man häufig den typischen
Befund des klassischen **Intubationsgranuloms** erheben. Es handelt sich
hierbei um prallelastische, fleischfarbene Veränderungen mit einer
glatten Oberfläche, die an einem mehr oder weniger dünnen Stiel den
Strukturen des Aryknorpels in Höhe der Rima glottidis anhängen
(Abb. 8). Diese Veränderungen geben Anlaß zu einer häufig sehr wechsel-
haften Heiserkeit, kann sich doch ein solcher Granulationspolyp aufgrund seines Stieles während der Phonation über oder unter die eigentliche
Glottisebene lagern und damit den Stimmlippenschluß zeitweise nur
mäßig behindern, so daß die Stimme nicht ständig massiv heiser bis
aphonisch klingt (Abb. 9). Diese Intubationsgranulome können eine
beträchtliche Größe erreichen, so daß sie manchmal beim Einblick
einen großen Teil der Stimmlippe verdecken.

Bei diesen Veränderungen hat sich in unserer Klinik die *primär
operative Abtragung* bestens bewährt, die aus Gründen der besseren
Übersichtlichkeit in Form einer Stützautoskopie mit Injektionsnarkose
durchgeführt wird. Man kann bei dieser Form der Narkose nach Einstellung der Stimmlippenebene mit dem Stützautoskop über eine fixierte
Führung eine dünne Injektionssonde durch die hintere Kommisur an den
Intubationsgranulomen vorbeischieben, so daß die Spitze der Sonde
in das Lumen der Luftröhre zu liegen kommt. Über diese Sonde wird dann
die Beatmung bei der Narkose mit Überdruck geleitet. Diese spezielle Form
der Narkose gestattet bei dieser Operation unter dem Mikroskop einen opti-
malen Einblick in das Operationsfeld im Bereich der hinteren Kommisur.

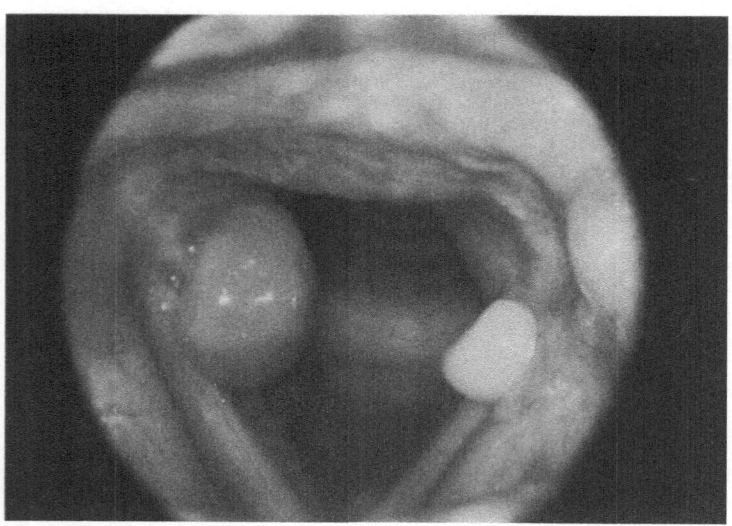

Abb. 8. Intubationsgranulome an korrespondierender Stelle — rechts deutlich größer
als links

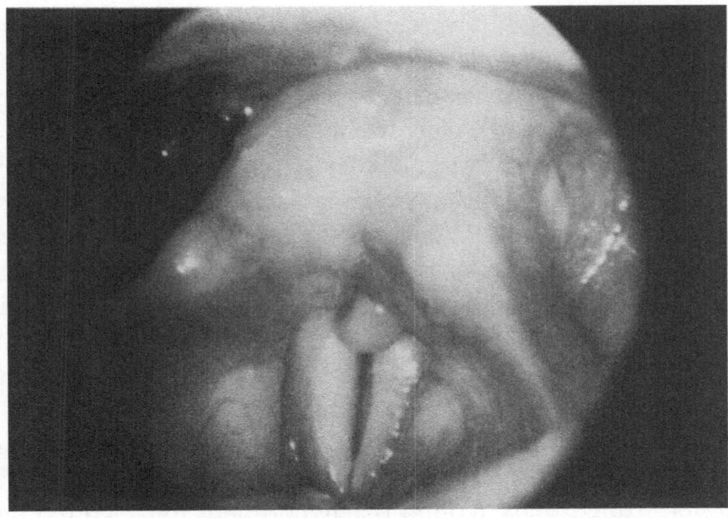

Abb. 9. Das größere Intubationsgranulom der rechten Stimmlippe hat sich bei der Phonation unter die Stimmlippenebene geschoben, so daß der Glottisschluß fast vollständig ist

Nach der operativen Abtragung und einer angemessenen Zeit der Stimmschonung bildet sich in den meisten Fällen die Heiserkeit vollständig zurück, ohne daß eine spezielle Stimmübungsbehandlung notwendig wäre. Lediglich bei Patienten, die ein mehr oder weniger schweres Schädelhirntrauma erlitten hatten, kann es passieren, daß durch zentralnervöse Koordinationsstörungen die Stimmlippen trotz Entfernung der mechanischen Hindernisse nicht vollständig genähert werden können. Diese Formen von meist relativ starken Heiserkeiten können häufig auch mit einer Stimmübungsbehandlung nur schlecht günstig beeinflußt werden.

Selten konnte ich als Folge einer Intubation eine andere Veränderung im Bereich der hinteren Kommisur beobachten. Hierbei hatte sich in zwei Fällen eine *Gewebsbrücke* zwischen beiden Aryknorpeln im Bereich der hinteren Kommissur gebildet, so daß die Stimmlippen einerseits nicht in ihre volle Respirationsstellung seitlich gleiten konnten und andererseits der Stimmlippenschluß durch die Gewebsbrücke bei der Phonation im Bereich der hinteren Kommissur gestört war.

3. Diskussion

Bei der Durchsicht der Literatur fällt auf, daß bei der Genese des Kontaktgranuloms von den einzelnen Autoren verschiedene Faktoren in den

Vordergrund gestellt werden. So finden wir neben Noxen wie Rauchen und Nikotin (Beckmann 1982) die mechanische Irritation, wie sie als Hammereffekt beschrieben worden ist (Beckmann 1982; Kittel et al. 1977; Nessel 1965). Dieser mechanische Effekt scheint nach meiner Erfahrung ein ausschlaggebender Effekt zu sein, der aber in den Kreis der funktionellen Stimmstörung mit organischer Auswirkung einzureihen ist. Bei den Fällen, die wir überblicken, läßt sich durch eine gezielte stimmtherapeutische Behandlung die Neigung zur Granulations- und Pachydermiebildung günstig beeinflussen, weshalb wir der Ansicht sind, daß es sich im Gegensatz zu Kittel et al. (1977) nicht um eine primär organische Vocalisinsuffizienz handelt, sondern um eine funktionelle Störung, im Sinne einer primär hypodynamen oder primär hypofunktionellen Dysphonie mit sekundär aufgebauten hyperfunktionellen Zeichen. Erstaunlicherweise wird in der Literatur unsere Beobachtung, daß Kontaktpachydermien und Kontaktgranulome bei Sängern auftreten können, die ihr Stimmfach überschreiten, und daß somit eine echte hyperfunktionelle Störung der Entstehung von Kontaktgranulationen und Kontaktpachydermien zugrunde liegt, sonst nicht gefunden. Diese primär hyperfunktionelle Störung mit ihren sekundär organischen Veränderungen konnte ich bisher jedoch nur bei Sängern beobachten und nicht, wie zum Teil angegeben wird (Nessel 1965), bei Lärmarbeitern. In dem von mir zu überblickenden Patientengut befindet sich nur ein geringer Anteil von Granulom- oder Kontaktpachydermieträgern, bei denen zusätzlich eine Magen- oder Ulkusanamnese (Müller-Hermann et al. 1983) zu finden ist. Bei den meisten Trägern von Kontaktpachydermien handelt es sich auch nach unserer Beobachtung um sehr sensible Menschen, bei denen sich leicht psychosomatische Veränderungen entwickeln (Moses 1956; Müller-Hermann 1983; Neumann u. Saeger 1983; Peacher 1961). Das bedeutet jedoch nicht, daß man therapeutisch eine passive Haltung einnehmen sollte, obwohl immer wieder beschrieben wird, daß die Kontaktpachydermien sich von selbst zurückbildeten (Heinemann 1984).

Wir sehen jedoch immer wieder **Malignome**, die sich im Bereich der hinteren Kommissur manifestieren. Auch finden wir entgegen den Angaben in der Literatur (Minnigerode 1956; Neumann 1983) bei den histologischen Aufarbeitungen der Gewebe immer wieder vereinzelte oder stärkere Dysplasien, so daß unserer Meinung nach länger bestehende Kontaktgranulome und große Kontaktgranulome mit Ulzerationen unbedingt operativ und histologisch abgeklärt werden müssen. Nach einer chirurgischen Intervention sollte nach durchgehender Meinung (Beckmann 1982; Hollinger u. Johnston 1960) weder eine Kauterung im Abtragungsbezirk noch eine Pinselung mit $AgNO_3$ durchgeführt werden. Mit einer Verkochung der Abtragungsstelle mit dem CO_2-Laser haben wir keine Erfahrung. Was die weiteren therapeutischen Richtlinien angeht, ist unserer Meinung nach eine intensive antiinfektiöse Behandlung (Beckmann 1982; Hollinger u. Johnston 1960) neben der intensiven logopädischen Therapie äußerst wichtig. Eine Verlängerung der logopädischen Therapie bis zur Zurückbildung der Veränderungen durch einen operativen Eingriff konnten wir nicht in dem gleichen Maße beobachten, wie in der Literatur (Peacher 1961) angegeben.

Was das Intubationsgranulom anbetrifft, so scheint mir die *Prädilektionsstelle* des Ansatzes der Granulome der Übergang vom Processus vocalis zum Arykörper zu sein und nicht der Processus vocalis selbst (Matzker 1953). Auch konnten wir nach der Abtragung von Intubationsgranulomen nur ganz selten Rezidive beobachten, was einerseits damit zusammenhängt, daß wir bei der Abtragung so lange warten, bis keine entzündlichen Veränderungen mehr vorhanden sind und der Stiel des Intubationsgranuloms dünn geworden ist (Matzker 1953). In sehr schwierigen Fällen, wo in der Anamnese sowohl eine Intubation als auch eine über Jahre veränderte Stimme angegeben wird, kann man sogar unserer Meinung nach an dem Auftreten eines Rezidivs nach einer chirurgischen Abtragung sehen, daß es sich nicht um ein Intubationsgranulom gehandelt hat, sondern um ein Kontaktgranulom, welches einer intensiven Stimmübungstherapie bedarf. Als seltene Ursache der Entstehung von Intubationsgranulomen sei die Beobachtung erwähnt (Claas 1984), daß eine gehäufte Bildung von Intubationsgranulomen nach Änderung des Desinfektionsmittels der verwendeten Intratrachealtuben auf normale Häufigkeit reduziert wurde.

Literatur

Arndt HJ (1969) Funktionelle Krankheiten der Sprechstimme. HNO 17:46
Barth V (1982) Die Lupenstroboskopie als Möglichkeit der Funktionsdiagnostik von Stimmstörungen und Stimmlippenprozessen. Neuenbürger Verlagsdruckerei GmbH
Beckmann G (1982) Akute u chron Entzündungen d Kehlkopfes. In: Hals-Nasen-Ohren-Heilkunde in Praxis und Klinik. Bd 4, 1, v Berendes/Link/Zöllner (Hrsg) 2. Aufl, Kap 3, Georg Thieme Verlag, Stuttgart
Claas U (1984) Diskussionsbeitrag auf der Tagung der GPPD, Bad Reichenhall
Heinemann M (1984) Diskussionsbeitrag auf dem 4. Homburger Stroboskopiekurs in Homburg/Saar
Hollinger PH MD, Johnston KD MD (1960) Contact Ulcer of the Larynx. J Amer med Ass 172:6, pp 511–515
Howland WS MD, Lewis JS MD (1956) Mechanisms in the Development of Post-Intubation Granulomas of the Larynx. Ann Otol (St Louis) 65:1106–1011
Jackson C MD (1953) Contact Ulcer Granuloma and Other laryngeal complications of endotracheal Anesthesia. J of Amer Soc of Anestesiologists, 14:425–436

Kittel G, Steiner W, Jaumann MP (1977) Lupenendoskopische Foto- und Film-
  dokumentation bei Stimmstörungen. Sprache-Stimme-Gehör 1. Georg Thieme
  Verlag, Stuttgart, S 42−49
Matzker J (1953) Larynxschädigung durch Intubationsnarkose. Vorschlag zur Ver-
  hütung derselben. Z f Laryngol Rhinol Otol 32:563−568
Minnigerode B (1956) Geschwulstförmige Kehlkopf-Pachydermien. HNO-Wegweiser
  6:50−52
Moses P (1956) Die Stimme der Neurose. Thieme, Stuttgart
Müller-Hermann S, Löhle E, Müller-Hermann E, Kreisel W (a.G.) (1983) Bemerkun-
  gen zur Pathogenese des Kontaktulcus. Arch Ohr Nas Kehlk Heilk Suppl II
  191
Nessel E (1965) Die Berufsschäden des Kehlkopfes. Arch Ohr Nas Kehlk Heilk
  185:440−441
Neumann OG (1983) Gutartige Tumoren und Pseudotumoren des Larynx. In:
  Hals-Nasen-Ohrenheilkunde in Praxis und Klinik. Bd 4, Kehlkopf, Hrsg v. Beren-
  des, Link, Zöllner, Teil 2, 2. Aufl, Thieme, Stuttgart
Neumann OG, Saeger W (1983) Das sogenannte Kontaktgranulom der Stimmlippe.
  Arch Ohr Nas Kehlk Heilk Suppl II 193
Peacher GM, Ph D (1961) Vocal therapy for contact ulcer of the larynx. A follow-
  up of 70 patients. Larnygoscope (St Louis), pp 37−47

Basaliome im Kopf- und Halsbereich

Ch. Gammert

1. Einleitung

Das Basaliom ist der weitaus häufigste Tumor der Haut. Die Zahl der Neuerkrankungen in der Bundesrepublik wird mit 17 000–20 000 pro Jahr angegeben (Schwartz 1980). Bei adäquat durchgeführter Therapie kann zwar eine Heilungsquote von über 90% erreicht werden, bei 5% handelt es sich jedoch um rezidivierende Tumoren, die therapeutisch unlösbare Probleme bieten. Ziel dieses Beitrages soll es sein, die aus diagnostischen und prognostischen Überlegungen gezogenen Konsequenzen für die Behandlung von Basaliomen zu besprechen.

2. Definition

Das Basaliom wird heute als fakultativ maligner zur lokalen Destruktion befähigter fibro-epithelialer Hauttumor mit Adnexcharakter aufgefaßt (Pinkus 1968).

Basaliome wachsen zwar wie Karzinome zerstörend, wenn auch langsamer, im Unterschied zu ihnen fehlen jedoch Transplantationsautonomie und Metastasierungsfähigkeit, da sie unter anderem abhängig von einem speziell differenzierten Stroma sind. Die sehr wenigen bisher beobachteten Fälle einer Verschleppung bzw. Metastasierung nach langem Verlauf und inadäquater und erfolgloser Behandlung ändern daran nichts (Go et al. 1973).

Die Bezeichnung "Basaliom" hat sich im deutschsprachigen Schrifttum durchgesetzt, im angelsächsischen dagegen ist dieser Begriff auch heute noch nicht üblich. Die zuweilen als Synonyma gebrauchten Bezeichnungen "Basalzellepitheliom", "Basalzellepithelioma", "Epithelioma basocellulare" oder "Basalcell carcinoma" sind geeignet, größere Verwirrung unter den epithelialen Tumoren ("Basaliom" und "spinozelluläres Karzinom") zu stiften. Der Vorzug des Begriffs "Basaliom" liegt darüber hinaus in der Tatsache begründet, daß eine Präjudizierung des biologischen Charakters und damit des Malignitätsgrades des Tumors nicht gegeben wird (Salfeld 1981).

3. Patho-Morphologie

Obgleich die *Basaliome keine echten Karzinome* sind, zeigen sie in den meisten Fällen ein invasives Wachstun: Verstreute Inseln und fingerartige Fortsätze von Tumorzellen werden oft weit entfernt von der Tumorhauptmasse tief in der Dermis gefunden.

Die Basaliome weisen ein tumoreigenes Bindegewebe auf, welches mit dem Tumorparenchym proliferiert und sich in parallelen Bündeln rund um die Tumormassen anordnet. Es scheint eine definierte gegenseitige Beziehung und Abhängigkeit im Wachstum zwischen Parenchym und Stroma zu bestehen.

Die *Epidermis* über dem Basaliom ist meist atrophisch, schließlich ulcerös. Eine Abheilung ist nicht möglich, da das darunterliegende Tumorgewebe keine schützende Hornschicht bilden kann.

Bei der Basaliomzelle handelt es sich nicht um eine durch anaplastische Vorgänge entdifferenzierte, einst normale Epithelzelle, wie es die Karzinomzelle ist, sondern um eine fehldifferenzierte, embryonale Zelle.

Diese Tatsache ist auch biologisch von Bedeutung. Die entdifferenzierte, anaplastische Krebszelle hat pathologisch andere Potenzen als die ausgereifte, fehldifferenzierte Basaliomzelle.

Das Spektrum der *histologischen Bilder* ist noch weit vielfältiger als jenes der klinischen. Die verschiedenen Versuche einer histologischen Klassifizierung sind teilweise verwirrend und ungenügend, nicht zuletzt deshalb, weil die verschiedenen Formen ineinander übergehen, oder in einem Tumor gleichzeitig vorliegen können.

Nach Hundeiker (1981, 1983) sind am häufigsten solide (53%), solidzystische (16%), sklerosierende (16%) und superfizielle Formen (8%). Vorwiegend adenoide Formen finden sich in weniger als 3%, "verwilderte" bzw. echte "metatypische" Formen liegen unter 2%. Bei den früher beschriebenen "gemischten", "metatypischen" Epitheliomen handelte es sich meist um "Kollisionsgeschwülste" aus nebeneinander in lichtgeschädigter Haut entstandenen Basaliomen und Karzinomen (Juon 1929). Viele neuere Autoren akzeptieren aus dieser Gruppe nur noch die von Ehlers auf 2% geschätzten "verwilderten" Basaliome, die in einzelnen Partien typische Basaliomstrukturen, in anderen einen völligen Verlust jeder charakteristischen Differenzierung aufweisen.

Borel (1973) neigt zu der Annahme, daß zwischen Basaliom und Pflasterzellkarzinom ein weites Spektrum von Mischformen bestehe. Die Mehrzahl der Tumoren würde sich jedoch nahe den beiden Extremen befinden.

4. Klinik

4.1 Klinische Formen

Die klinischen Erscheinungsbilder der Basaliome sind sehr vielfältig und variieren von der harmlosen Induration bis hin zu sehr großen Erosionen mit tiefgreifenden Destruktionen. Die heute gebräuchlichste klinische Einteilung ist in Tabelle 1 aufgeführt, wobei in unserem Krankengut sowie in der Literatur am häufigsten folgende vier Formen vorkommen:

Tabelle 1. Klinische Einteilung der Basaliome nach Ehlers (1966) und Holubar (1975)

1.	Knotige, häufiger ulzerierende Basaliome
1.1	noduläre bzw. nodulo-ulzerative Basaliome (Abb. 1a, b)
1.2	Basaliom vom Typ des Ulcus rodens (Abb. 1c)
1.3	Basaliom vom Typ des Ulcus terebrans (Abb. 1e)
1.4	vegetierendes Basaliom
2.	Plane, seltener ulzerierende Basaliome
2.1	Basalioma planum et cicatricans (Abb. d)
2.2	Basalioma pagetoides (Darier)
2.3	keloidforme Basaliome
3.	Sonderformen des Basalioms

a) knötchenförmiges, sekundär ulcerierendes Basaliom

Diese Form ist die häufigste. Sie gibt makroskopisch den typischsten Basaliomeindruck und erlaubt meist schon klinisch die richtige Diagnose.

Zuerst erscheint eine in Form und Größe variable, knotige erhabene Veränderung, die von einer typischen Perlschnur kleiner Knötchen umrandet ist. Das expansive Wachstum läßt die Tumoroberfläche glänzend-transparent erscheinen, und die Gefäßzeichnung des Stromas kann sichtbar werden.

Mit dem langsam fortschreitenden Größerwerden des Randwalles entsteht der Eindruck eines im Zentrum eingesunkenen *Kraters,* welcher schließlich ulcerös zerfällt, zeitweise bluten kann und sich immer wieder mit verkrustendem Sekret bedeckt (Abb. 1a–c).

Von diesem Stadium an verliert sich das typische Basaliomaussehen und es entwickeln sich mannigfaltige Erscheinungsbilder, die eine klinische Diagnosestellung nicht mehr ohne weiteres erlauben. Eine *entzündliche Reaktion* fehlt im allgemeinen im Anfangsstadium, kann jedoch sekundär durch die Infektion des Ulcus erfolgen.

b) Ulcus rodens

Beim Ulcus rodens kommt es in typischer Weise zu einem sehr frühzeitigen Gewebszerfall bei flächenhaftem Wuchs. Schon bei Wachstumsbeginn kann das zunächst knötchenförmig oder exophytisch wachsende Infiltrat ulcerös werden, wobei nur ein ganz schmaler, perlartiger Rand als Basaliom erkennbar ist. Rasches flächenhaftes Wachstum peripherwärts mit narbiger Verziehung und irregulären Rändern sind kennzeichnend (Abb. 1c).

c) Ulcus terebrans

Dies ist glücklicherweise eine seltene Form, mit extrem *schlechter Prognose.* Das klinische Bild gleicht dem des Ulcus rodens, durch die

a Superfizielles Basaliom. Die durch einen "Perlsaum" aus Knötchen markierte makroskopisch erkennbare Abgrenzung entspricht zuverlässig der wirklichen Ausdehnung des Tumors

b Noduläres Basaliom. Histologisch liegt meist solides Wachstum zugrunde. Zwischen Tumorkomplexen und atrophischer Epidermis treten ektatische capilläre Gefäße hervor. Sie sind klinisch ein wichtiges differentialdiagnostisches Merkmal. Der klinisch erkennbare entspricht fast dem mikroskopisch darstellbaren wirklichen Umfang.

c Nodulo-ulceröses Basaliom (Ulcus rodens). Meist liegt solides Wachstum zugrunde. Nach Zerfall größerer Knoten bleibt als makroskopisches Diagnosemerkmal ein "Perlsaum" am Rande erhalten

d Destruierend wachsendes Basaliom. Bei noch typischem Zellbild kann die charakteristische Stromareaktion verloren sein und die entzündliche Abwehrreaktion weitgehend fehlen. Das Tiefenwachstum ist Hauptursache der unsicheren klinischen Abgrenzung

e Sklerosierendes Basaliom. Das Überwiegen der Stromakomponente bedingt das narbenähnliche makroskopische Bild und die schlechte klinische Abgrenzbarkeit

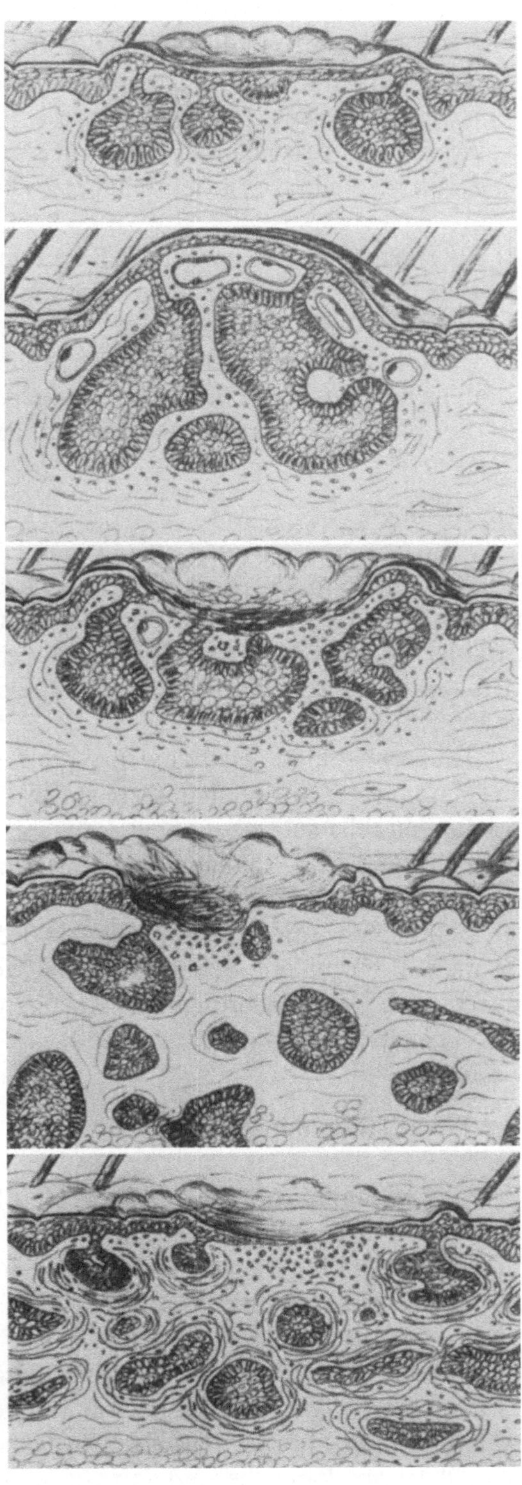

Abb. 1. Schematische Übersichten der Charakteristika verschiedener Basaliomvarianten (nach Hundeiker 1981)

ausgesprochene Fähigkeit zu infiltrieren und auch Muskel- und Knochengewebe zu destruieren entstehen aber in kurzer Zeit lebensbedrohende Defekte (Abb. 1d).
Auch nach ausgedehnter Exzision sind Rezidive nicht selten, und das Krankheitsbild ist bis heute kaum zu beherrschen.

d) **oberflächliches, vernarbendes Basaliom**
Hier entwickelt sich eine oberflächliche, kaum erhabene, leicht rötliche Veränderung, deren bedeckende Epithelschicht atrophisch vernarbt und sich an gewissen Stellen leicht unter das Niveau der umgebenden Hautoberfläche einziehen kann. Der Patient wird erst durch den Schwund der Behaarung beunruhigt (Abb. 1e).

4.2 Ätiologie

Zu den anerkannten Risikofaktoren für die Entstehung eines Hautmalignoms im allgemeinen und eines Basalioms im speziellen werden UV-Strahlen der Sonne, therapeutische Röntgenstrahlen, erbliche Hautdefekte, chronische Infektionen, verschiedene naevoide Veränderungen, sowie Traumen gezählt.
Die erbbedingte Hautabwehr, die sich in der Fähigkeit sich durch Bräunung zu schützen manifestiert, spielt dabei eine wesentliche Rolle. So fanden Silverstone u. Searle (1970) bei Patienten mit Neigung zu Sonnenbrand 2,3 mal häufiger maligne Hautveränderungen als bei leichtbräunenden Patienten.
Schließlich sind Personen über 60 Jahre bei gleicher kumulativer Sonnenlichtaufnahme mehr gefährdet als jüngere Leute. Sie verlieren durch eine Verminderung der Melanozyten um 10% pro Dezennium einen gewissen Selbstschutz der Haut.

4.3 Lokalisation der Basaliome

Die "gewöhnlichen" lichtinduzierten Basaliome befallen bevorzugt lichtexponierte Areale und innerhalb derselben wieder vorwiegend bestimmte Prädilektionsstellen, die keineswegs der Intensität des Lichteinfalls folgen (Konz, 1981). Über 80% finden sich an Kopf und Hals, über 50% (66% dieses Anteils) allein im mittleren Gesichtsbereich, 44% dieses Anteils bzw. 35% aller Basaliome wieder allein schon im Bereich um Augen und Nase. Am inneren Augenwinkel zieht sich eine schmale Zone hoher Basaliomhäufigkeit die Nasolabialfalte entlang. Die Oberlippe kann, besonders nahe an diesem Bereich, befallen werden, die Unterlippe aber kaum, umgekehrt wie bei Karzinomen (Hundeiker 1983).

Auch in unserem Krankengut verteilen sich die *Basaliome nahezu zu gleichen Anteilen* auf die *Nasen- und Ohrregion,* wobei insbesondere im Nasenbereich der Nasenrücken und die Nasenflügel mit ihren angrenzenden Regionen am häufigsten befallen werden, und sich andererseits die Basaliome im Ohrbereich besonders in den oberen 2/3 der Ohrmuschelvorderseite im Helix-Bereich, sowie im Gehörgang anhäufen.

4.3.1 Multiple Basaliome

In unserem Krankengut fanden wir bei zwei von 40 Patienten gleichzeitig zwei oder mehrere Basaliome. Die Angaben in der Literatur schwanken zwischen 5% und 11% (Schubert et al. 1979; Rintala 1971). Die Tatsache, daß nicht selten ein Patient an mehreren Basaliomen erkrankt, untermauert sowohl die Annahme einer gewissen Disposition zu malignen Hautveränderungen, als auch den Einfluß äußerer ätiologischer Faktoren. Bei unseren Patienten handelte es sich ausschließlich um Landwirte.

4.4 Alters- und Geschlechtsverteilung

Bezüglich der Altersverteilung verhalten sich die Basaliome ähnlich den Karzinomen und nehmen ebenfalls mit steigendem Alter, besonders nach dem 50. Lebensjahr, deutlich zu. In unserem Krankengut betrug das durchschnittliche Alter bei der ersten medizinischen Untersuchung 61,5 Jahre, der jüngste Patient war 29, der älteste 74 Jahre alt.

Signifikante geschlechtsspezifische Unterschiede bezüglich der Altersverteilung fanden sich nicht. Bezüglich der Häufigkeit des Auftretens allein besteht bei unseren 40 Patienten ein Verhältnis zwischen Männern und Frauen von 3:1, im Gegensatz zu den Angaben in der Literatur, die mit 1,6:1 niedriger liegen.

4.5 Anamnesedauer und Erstsymptome

Die Anamnesedauer in unserem Krankengut deckt sich mit Angaben in der Literatur und betrug durchschnittlich 1,5 Jahre. Ehmann et al. (1977) finden in ihrem Krankengut von 426 Patienten eine Streuung von 6 Wochen bis zu 14 Jahren.

Die *große Zeitspanne* zwischen dem Wahrnehmen der ersten subjektiv empfundenen Symptome und der ersten histologisch verifizierten Diagnose mag zum Teil durch das unauffällige Bestehen und das schmerzlose Wachstum der Basaliome erklärt werden. Die ersten der spät auftretenden Beschwerden sind Sekretbildung, Juckreiz, Fötor und seltener Schmerzen.

4.6 Diagnosestellung

Die Diagnose eines "Basalioms" kann beim Vorliegen charakteristischer morphologischer Strukturen ohne große Mühe mit dem bloßen Auge gestellt werden, bereitet jedoch dann, wenn keine typischen Merkmale vorhanden sind, große Schwierigkeiten. Deshalb sollte zumindest vor größeren chirurgischen Eingriffen eine *Probeexcision* durchgeführt werden. Eine Verschleppung von Zellen aus Basaliomen im Sinne einer Metastasierung nach erfolgter Probebiopsie ist nicht bekannt (Konz 1981).

4.7 Differentialdiagnose

Differentialdiagnostisch kommen beim nodulären Basaliom die verschiedenen Arten der Naevi (pigmentierte und nicht pigmentierte, behaarte und unbehaarte), die Fibrome, die Histiozytome, in einigen Fällen beginnende Spinaliome und der Morbus Bowen und letztlich auch ein beginnendes malignes Melanom in Frage (Salfeld 1981).

Die ulcerierten nodulären Basaliome sind zu verwechseln mit dem Keratoakanthom, dem Stachelzellkarzinom und Ulcera nicht-tumoröser Genese.

Das sklerosierende Basaliom kann das Bild einer flächenhaften Narbe nach Verbrennung oder einer lokalisierten Sklerodermie bieten.

5. Therapie

5.1 Chirurgie

Die Excision ist in der Basaliombehandlung die Methode der Wahl (Hundeiker 1983). Dabei muß die radikale Umschneidung weit im Gesunden erfolgen. In Abhängigkeit von dem Basaliomtyp soll der *Randzonenbereich etwa beim nodulären Basaliom 5 mm, beim sklerosierenden Basaliom 15 mm und bei Basaliomrezidiven bis über 2 cm* betragen. Letztlich kann die Breite des Sicherheitsabstandes jedoch nicht allgemein gültig angegeben werden und hat sich deshalb streng zu richten nach den obligatorisch durchzuführenden intraoperativen histologischen Kontrollen der Defektränder und des Defektgrundes. Die erforderlichen Nachresektionen müssen dann auch über die geplanten Bereiche hinaus solange durchgeführt werden, bis alle Schnittflächen tumorfrei erscheinen.

In dem chirurgischen Konzept sehen wir folgende *Vorteile*:

- Gute Eignung für alle anatomischen Lokalisationen, auch wenn Knorpel oder Knochen involviert sind.
- Primärtumoren, ausgedehnte Läsionen und auch Rezidive können mit gutem Erfolg behandelt werden.
- Gesetzte Narben werden im Laufe der Zeit unauffälliger.
- Gesundes Nachbargewebe wird geschont.
- In der Hand eines in der regionären plastisch-rekonstruktiven Chirurgie erfahrenen Operateurs können funktionell und ästhetisch sehr zufriedenstellende Resultate erzielt werden.
- Die Behandlungsdauer ist im allgemeinen kurz und belastet auch ältere Patienten in den meisten Fällen nur in einem zumutbaren Ausmaß.
- In extrem ausgedehnten Fällen führen palliative Eingriffe unter Belassung von schon infiltrierten lebenswichtigen Strukturen zu pflegeleichteren Situationen.

5.2 Defektrekonstruktion

Bei unter rein onkologischen Gesichtspunkten gesetzten operativen Defekten können alle Möglichkeiten der modernen plastisch-rekonstruktiven Chirurgie zur Anwendung kommen. Es würde den Rahmen dieses Beitrages sprengen, auf einzelne plastisch-chirurgische Verfahren, die sich für die jeweiligen Regionen bewährt haben, näher einzugehen. Sie sollen deshalb in einem späteren Beitrag in dieser Reihe besprochen werden. Zwischenzeitlich kann jedoch auf die klaren und umfassenden Übersichtsreferate von Haas (1977), Kastenbauer (1977) und Walter (1977) verwiesen werden.

Grundsätzlich sei nur so viel erwähnt, daß sich je nach Lokalisation (Nase, Ohr, Auge) und Ausdehnung der Defekte unterschiedliche plastisch-chirurgische Verfahren bewährt haben. So lassen sich große *Defekte im Bereich des Nasenrückens* gut durch Insel- oder Stirnlappen decken, die seitlichen Partien durch Verschiebelappen aus dem Wangenbereich, wohingegen *Defekte im Nasenspitzenbereich* besser durch fronto-temporale Lappen oder freie, zusammengesetzte Transplantate rekonstruiert werden. Kombinierte Plastiken aus der Stirn- und Nasolabialfalte erlauben schmalere Entnahmestellen und damit weniger sichtbare Gewebedefekte (Walter 1977). Neben den chirurgischen Maßnahmen kann besonders nach ausgedehnten Resektionen bei älteren Patienten die epithetische Versorgung helfen (Abb. 4).

Im *Bereich der Ohrmuschel* gewinnen wir bei Teilresektion im Randbereich durch direktes Einnähen in die Mastoidhaut zusätzliches

Material zur Rekonstruktion. Ansonsten bewähren sich Schwenklappen
aus der Umgebung, postaurikuläre Insellappen, delto-pectorale oder
muskulocutane Lappen. Hierzu sei ein Beispiel eines Basalioms der
Ohrmuschel (Abb. 2) und des äußeren Gehörgangs gezeigt, mit Infil-
trationen in die Parotis, das Mittelohr und die Dura, so daß unter anderem eine totale Petrosektomie und partielle Unterkieferresektion durchgeführt werden mußte (Fisch 1985). Nach anschließend mikrochirur-
gisch durchgeführter Hypoglossus-Fazialisplastik mit überbrückendem
Nerventransplantat (Abb. 3) wurde der Defekt mit einem Deltopektoral-
lappen gedeckt und später eine Ohrepithese angepaßt (Abb. 4). Postoperativ fanden sich Anteile eine Basalioms *und* Plattenepithel-Kar-
zinoms.

Abschließend kann festgestellt werden, daß bei garantierter Tumorfreiheit der Defektränder von Primärtumoren ohne besondere Aggressivität und Alteration einer *primären Rekonstruktion* sicher nichts im
Wege steht. Bei einer Rezidivbehandlung aber, wo die histologische
Kontrolle durch Narbengewebe erschwert wird und dadurch Unsicher-
heiten bezüglich des Excisionserfolges entstehen können, sollte mit der
Rekonstruktion zugunsten einer Beobachtungsperiode zur Frühent-
deckung eines erneuten Rezidivs abgewartet werden (Bauer et al. 1977).

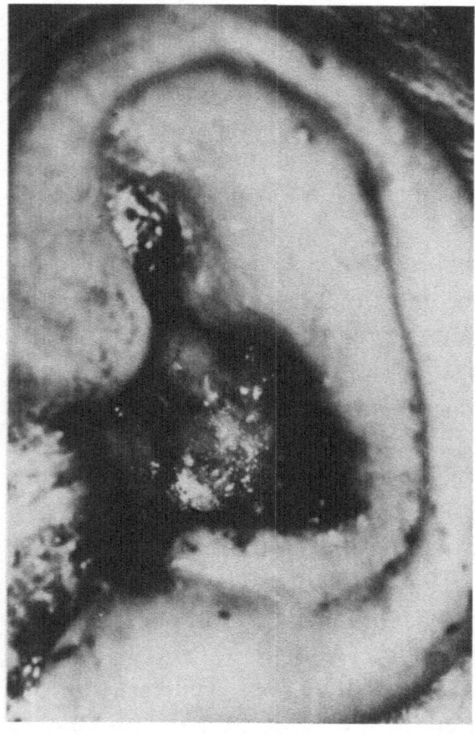

Abb. 2. Gehörgangsbasaliom mit Destruktion in die Umgebung und in die
Tiefe

Abb. 3. Subtotale Petrosektomie wegen destruierenden Basalioms und Karzinoms (schematische Darstellung nach Fisch). Facialishypoglossus-Anastomose unter Spaltung des Hypoglossusstumpfes und Einsetzen von zwei Transplantaten aus dem N. suralis

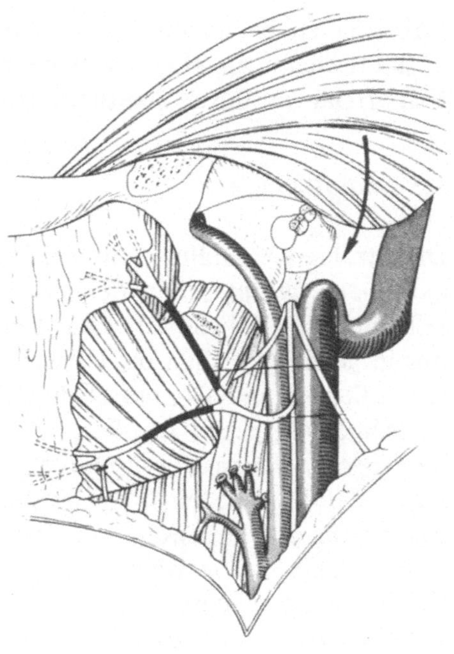

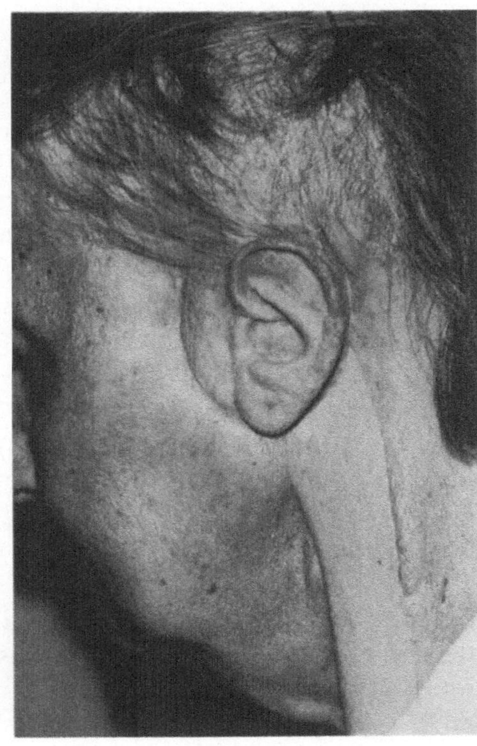

Abb. 4. Zustand nach Einheilung eines deltopectoralen Lappens, der zur Deckung des entstandenen Defektes verwendet wurde. Ohrepithese (4 Jahre postoperativ). Patient der Abb. 2

Dabei ist zu beobachten, daß sich kleinere Defekte spontan bei gutem kosmetischem Aspekt verschließen, größere Defekte sollten in jedem Fall primär nur durch Spalthaut gedeckt werden (Buff 1981).

5.3 Radiotherapie

Die Strahlenbehandlung stellt im HNO-Bereich *nur eine bedingte Alternative zur chirurgischen Behandlung* dar, weil sie teilweise große Nachteile besitzt (Tabelle 2). Eine Indikation zur Radiotherapie sehen wir nur in gewissen Fällen bei Verweigerung einer Operation, bei geschwächten Patienten und als Zusatzbehandlung nach Rezidivoperation.

Allgemein geben die Radiotherapeuten für die Basaliombestrahlung Heilungsraten von durchschnittlich 90–95% an (Panizzon 1981). Sie sehen die Vorteile einer Bestrahlung vor allem in einer minimalen Belastung für den Patienten und einer Schonung des umliegenden Gewebes, insbesondere lebenswichtiger benachbarter anatomischer Strukturen. Die Methode scheint ihnen erfolgversprechend zu sein für primäre, gut abgegrenzte, wenig ausgedehnte Läsionen. Damit handelt es sich in den meisten Fällen von vornherein um eine deutliche Selektionierung, wobei vor allen Dingen die prognostisch ungünstigeren und größeren Basaliome sowie die Problembasaliome nicht behandelt wurden.

Tabelle 2. Nachteile der Strahlentherapie (in Anlehnung an Panizzon 1981)

Keine Zweitbehandlung möglich
Vorgeschädigtes Terrain
Ungünstige Heilungsraten bei Rezidiven
Verschlechterung der Strahlungsnarben nach Jahren
Gefahr der Perichondritis
Unzuverlässige Strahlendosierung bei ungünstiger Lokalisation
Gefährdung des Auges
Haarverlust
Langwierige und kostspielige Behandlung
Gefahr des Strahlenkarzinoms (Spätschaden)

5.4 Resultate

In einer retrospektiven Studie von 1981 fanden wir bei 40 Patienten, die zwischen 1963 und 1979 an unserer Klinik wegen eines Basalioms im HNO-Bereich operiert wurden, eine primäre Heilungsquote von 86,2%. Von den unvorbehandelten Patienten konnten 94% nach der ersten Operation geheilt werden. Bei vorbehandelten Patienten sank die primäre Heilungsrate auf 80%. Mit anschließenden Nachresektionen, die bei einigen Patienten mehrmals durchgeführt werden mußten, sowie nach Bestrahlungen konnte insgesamt eine Heilung in 97,3% erzielt werden. Dies deckt sich auch mit den Heilungsraten aus der Literatur, die zwischen 84% und 98% liegen.

Beim Vergleich dieser Resultate mit jenen anderer Methoden muß unbedingt in Betracht gezogen werden, daß im Krankengut der Chirurgen nicht selten sehr ausgedehnte Läsionen oder Rezidive vorkommen, bei denen andere Therapiemodalitäten schon versagt haben. Vergleichbare Resultate bei vergleichbarem Krankengut erzielt die Methode der Excision nach Mohs (Burg et al. 1975), die jedoch ein Spezialistenteam und sehr viel Zeit erfordert.

Etwa 5% der Basaliome ("Problem-Basaliome") sind weder chirurgisch noch kombiniert therapeutisch zu beherrschen und rezidivieren hartnäckig.

6. Schlußfolgerungen

Aus dem bisher Gesagten ergibt sich:

1. Weder durch klinische noch histologische Befunde ist im Einzelfall das Ausmaß der Bösartigkeit eines Basalioms abzuschätzen.
   Es ist daher angezeigt, mit einem möglichst *hohen Grad an Malignität* zu rechnen und sich mit den therapeutischen Maßnahmen danach zu richten.
2. Länge des Bestehens, Lokalisation und Größe des Defektes, mehrfache iatrogene Eingriffe sowie eine inadäquate Behandlung beeinflussen Verlauf und *Prognose* eines Basalioms.
3. Da sich klinisch gestellte Diagnosen histologisch in bis zu 5% der Fälle nicht bestätigt finden und Verwilderungen und gleichzeitiges Vorliegen eines Karzinoms (bis zu 2%) insbesondere in einem Patientengut mit hohem Rezidivanteil (60%) vorkommen, ist die präoperative Entnahme und Abklärung einer *Biopsie* unerläßlich für die Beurteilung und sorgfältige Therapieplanung des Falles.
4. Da die Heilungsrate der operativen Methode jener anderer gebräuchlicher Therapiemethoden mindestens vergleichbar ist, ist eine *großzügige chirurgische Excision* insbesondere für fortgeschrittene Fälle und Rezidive unter intraoperativer histologischer Kontrolle der Defektränder und des Defektgrundes mit der Möglichkeit einer gezielten Nachresektion angezeigt.

5. In rezidivierenden oder ausgedehnten Fällen sollte zugunsten einer ausreichenden *Beobachtungsphase* mit dem rekonstruktiven Eingriff abgewartet und der Defekt nur mit Spalthaut gedeckt werden.
6. Die durchschnittliche Latenz bis zur Manifestation eines Rezidivs beträgt 1−3 Jahre, aber auch nach viel längerer Zeit ist noch mit einem Mißerfolg zu rechnen. Dies unterstreicht die Notwendigkeit einer sehr konsequenten, langdauernden *Nachkontrolle* mit besonderer Berücksichtigung der Rezidivpatienten.
7. Obwohl es bis heute in der Mehrzahl der Fälle nicht möglich ist, mit Sicherheit vorauszusagen, wie sich ein Basaliom im Einzelnen verhalten wird, gilt im allgemeinen, daß Basaliome die *günstigste Prognose* aller Hautmalignome aufweisen, vorausgesetzt, daß sie früh erkannt und therapeutisch konsequent und radikal angegangen werden.
8. *Bei ca. 5% der Basaliome versagen alle bekannten Behandlungsmethoden.*

Literatur

Bauer M, Loosli RM, Anderl H, Wilflingseder P (1977) Operative Behandlung maligner Epitheliome der Haut. Chirurg 48:170

Borel DM (1973) Cutaneous basosquamous carcinoma. Arch Pathol 95:293

Buff HU (1981) Die Basaliome aus der Sicht des plastischen Chirurgen. In: Eichmann F, Schnyder UW (Hrsg) Das Basaliom. Springer, Berlin Heidelberg New York

Burg G, Hirsch RD, Birger K, Braun-Falco O (1975) Histographic surgery: Accuracy of visual assessment of the margins of basal cell epithelioma. J Dermatol surg 1:21

Ehlers G (1966) Zur Klinik der Basalzellepitheliome unter Berücksichtigung statistischer Untersuchungen. Z Haut- u Geschlechtsk XLI:226

Ehmann G, Schmidt-Hoberg W, Kessler G (1977) Zur unterschiedlichen Prognose von vorbehandelten und nicht vorbehandelten Basaliomen der Periorbita. Fortschr Kiefer Gesichts Chir 22:147

Fisch U (1985) Petrosektomie und Gesichtsrehabilitation bei Tumoren des retromandibulären Raumes. Aktuelle Probleme der Otorhinolaryngologie 8. Huber, Bern Stuttgart Wien

Fisch U, Gammert Chr, Matthias C (1981) Die Chirurgie der Basaliome im Nasen- und Ohrbereich. In: Eichmann F, Schnyder UW (Hrsg) Das Basaliom. Springer, Berlin Heidelberg New York

Gammert Chr, Fisch U, Matthias C, Makek M (1981) Chirurgisches Konzept der Basaliom-Behandlung im ORL-Bereich. Aktuelle Probleme der Othorhinolaryngologie 4. Huber, Bern

Go MJ, Delemarre JEM, Hundeiker M (1973) Zur Frage der Metastasierung des Basalzellepithelioms ("Basalzellkarzinoms"). Hautarzt 24:449

Graf K, Fisch U (1979) Geschwülste des Ohres und des Felsenbeines. In: Berendes/ Link/Zöllner (Hrsg) Hals- Nasen- Ohrenheilkunde in Praxis und Klinik, 2. Aufl, Bd 5/I. Thieme, Stuttgart

Haas E (1977) Grundlagen der plastisch-chirurgischen Versorgung von Defekten im Schädel- und Gesichtsbereich. Arch Otorhinolaryngol 216:477

Haas E (1980) Einfache Lappenplastiken bei der operativen Behandlung von Gesichtshautmalignomen. Laryngol Rhinol 59:603

Holubar K (1975) Das Basaliom. In: Jadassohn (Hrsg) Hdb d Haut- u Geschlechtskr III 3A. Springer, Berlin

Hundeiker M (1981) Die histologische Variabilität der Basaliome. In: Eichmann F, Schnyder UW (Hrsg) Das Basaliom. Springer, Berlin Heidelberg New York

Hundeiker M (1983) Die Basaliome aus der Sicht der Histologie. Zentralbl HNO 129:1037

Juon M (1929) Über die "metatypischen" Formen der Hautepitheliome. Arch Derm Syph (Berl) 81:96

Kastenbauer E (1977) Plastisch rekonstruktive Maßnahmen im Bereich der Orbita und der angrenzenden Nasenregion. HNO (Berl) 25:23

Konz B (1981) Die operative Therapie der Basaliome aus der Sicht der Dermatologen. In: Eichmann F, Schnyder UW (Hrsg) Das Basaliom. Springer, Berlin Heidelberg New York

Matthias C (1981) Basaliome im ORL-Bereich. Dissertation, Zürich

Panizzon R (1981) Die Strahlentherapie der Basaliome. In: Eichmann F, Schnyder UW (Hrsg) Das Basaliom. Springer, Berlin Heidelberg New York

Pinkus H (1968) The role of the mesoderm in basaliomas. Zit. bei Hundeiker, 1983

Rintala A (1971) Surgical therapy of basal cell carcinoma. Scan J Plast Reconstr Surg 5:87

Salfeld K (1981) Die klinische Vielfalt der Basaliome. In: Eichmann F, Schnyder UW (Hrsg) Das Basaliom. Springer, Berlin

Schubert H, Wolfram G, Güldner G (1979) Basaliomrezidive nach Behandlung. Dermat Monatsschr 165:89

Schumann K, Laniado K (1979) Das Basaliom im Gesicht; Probleme der Behandlung und Rehabilitation. Laryngol Rhinol 58:623

Schwartz FW (1980) Maßnahmen zur Früherkennung von Hautkrebs in der Bundesrepublik Deutschland. Dtsch Ärztebl 3:123

Silverstone H, Searle JHA (1970) The epidemiology of skin cancer in Queensland. Br J Cancer 24:235

Walter C (1977) Plastische Chirurgie im Bereich des Gesichts und des Halses. In: Berendes/Link/Zöllner (Hrsg) Hals-Nasen-Ohrenheilkunde in Praxis und Klinik, Bd 2, 2. Aufl. Thieme, Stuttgart

Fragensammlung zur Selbstkontrolle

Zusammengestellt von H. Ganz

Zur Beachtung: Es können mehrere Lösungen — oder gar keine — richtig sein

1. An der Entwicklung des Mittelohrcholesteatoms sind besonders folgende Faktoren ursächlich beteiligt:
   a) eine aufgelockerte subepitheliale Bindegewebsschicht (Cholesteatomlager)
   b) die Trommelfellentwicklung aus 3 Keimblättern
   c) permanente Unterbelüftung des Mittelohres
   d) hormonelle Einflüsse.
2. Eine Knocheneiterung des Mittelohres tritt bei Gaumenspaltenträgern
   a) häufiger (2:1)
   b) sehr viel häufiger (30:1)
   c) nicht häufiger
   d) seltener auf als bei Normalpersonen.
3. Die Therapie des Mittelohrcholesteatoms ist
   a) grundsätzlich operativ
   b) bei Komplikationsgefahr operativ
   c) bei stärkerem Hörverlust operativ
   d) nur bei "Türkenohren" operativ
   e) bei Spontanradikalhöhle immer konservativ.
4. Ordne den 3 Formen der Mittelohroperation beim Cholesteatom
   1) posteriore Tympanotomie
   2) Attikotomie mit Gehörgangsaufbau
   3) konservative Radikaloperation
   die nachstehenden Indikationen richtig zu:
   a) kooperativer Patient mit guter Pneumatisation
   b) Nicht kooperativer Patient oder Gastarbeiter
   c) Kooperativer Patient mit kompaktem Warzenfortsatz
   d) Cholesteatom in postoperativer Retraktionstasche
   e) Bogengangsfistel
   f) schwere Belüftungsstörung der Mittelohrräume.

5. Die Rezidivhäufigkeit der Cholesteatomchirurgie beträgt bei
   a) posteriorer Tympanotomie 30% und mehr
   b) Attikotomie mit Gehörgangsaufbau 10%
   c) konservativer Radikaloperation 10−15%
   d) konservativer Radikaloperation unter 2%.
6. Die posteriore Tympanotomie ist beim Cholesteatom heute
   a) Methode der Wahl
   b) obsolet
   c) nur bei kooperativen Patienten und guter Pneumatisation angezeigt
   d) zugunsten der konservativen Radikaloperation ganz verlassen worden
7. Welche der nachstehenden statements sind falsch? Akustikusneurinome sind
   a) 8−10% aller intrakraniellen Tumoren
   b) 70−80% der Kleinhirnbrückenwinkeltumoren
   c) bei Neurofibromatose meist doppelseitig
   d) bei Männern häufiger.
8. Erstsymptom eines Akustikusneurinoms ist meist
   a) einseitige fortschreitende Schwerhörigkeit
   b) einseitige fortschreitende Innenohrschwerhörigkeit
   c) ein Hörsturz
   d) einseitige fluktuierende Innenohrhörstörung.
9. Ausgangspunkt des Akustikusneurinoms ist
   a) das Perineurium (Schwann'sche Zellen)
   b) der N. acusticus
   c) der innere Gehörgangsanteil des N. VIII
   d) meist der R. inferior des N. vestibularis.
10. Empfindlichste Teiluntersuchung der Vestibularisprüfung bei der Suche nach einem Akustikusneurinom ist
    a) die Lage- und Lagerungsprüfung
    b) die Prüfung auf Spontannystagmus
    c) die calorische Prüfung
    d) die rotatorische Prüfung
    e) die vestibuläre Anamnese.
11. Die Indikation zum CT mit Gasmeatographie ist bei einseitigem sensineuralem Hörverlust gegeben
    a) bei Progredienz
    b) bei fluktuierendem Charakter
    c) bei zusätzlichem Lagenystagmus
    d) bei fehlendem Lautheitsausgleich.

12. Therapeutisch ist beim Akustikusneurinom anzustreben
    a) die Frühoperation mit Erhaltung des Gehörs
    b) wenigstens die Erhaltung des N. facialis
    c) die Beseitigung der Gefahr durch zunehmenden Hirndruck.
13. Die Letalität der Operation beim Akustikusneurinom liegt bei
    a) 0% bei kleinen Tumoren
    b) unter 5% bei kleinen Tumoren
    c) unter 5% bei großen Tumoren
    d) unter 10% bei großen Tumoren.
14. Bei der Ultraschalluntersuchung einer Kieferhöhle im A-Bild stellt
    sich das Rückwandecho beim Erwachsenen in einer Tiefe dar von
    a) 2–4 cm
    b) 4–5 cm
    c) 1,5–3 cm.
15. Der Nachweis eines Nebenhöhlen-Rückwandechos bedeutet
    a) Nebenhöhlentumor
    b) Polyposis
    c) Fraktur
    d) pathologischen Lumeninhalt, homogen.
16. Multiple Zwischenechos bei weniger deutlichem Rückwandecho
    sprechen für
    a) Polyposis
    b) Cysten
    c) zähflüssiges Sekret
    d) inhomogenen Nebenhöhleninhalt.
17. Was versteht man unter dynamischer Untersuchungstechnik beim
    Ultraschall-A-Scanning?
    a) Verwendung verschiedener Schallköpfe
    b) Variieren des Andruckes
    c) Untersuchung bei verschiedener Verstärkung und Kopfposition.
18. Zur Verläßlichkeit des Ultraschall-A-Scans in der Kieferhöhlen-
    diagnostik lassen sich folgende Aussagen machen:
    a) Bei Sekretfüllung Trefferquote 90–95%
    b) Falsch negative Befunde bei 8% der Patienten
    c) Falsch positive Befunde vor allem bei Abrutschen des Schall-
       kopfes nach lateral.
    d) bei Nebenhöhlentumor 80–85% Treffsicherheit
    e) Schleimhautschwellung der Rückwand entzieht sich dem Nach-
       weis.
19. Die zweidimensionale Ultraschalluntersuchung der Nasenneben-
    nebenhöhlen (B-Scan) ist indiziert bei

   a) allen Nebenhöhlenerkrankungen
   b) akuter Sinusitis
   c) Tumoren
   d) voroperierter Nebenhöhle.

20. Die Ätiologie der Polyposis nasi ist
   a) fast immer allergisch
   b) überwiegend genetisch vorbestimmt
   c) multifaktoriell
   d) virusbedingt.

21. Die Analgetikaintoleranz ist
   a) keine Allergie im strengen Sinne
   b) bei 2–3% der Nasenpolypenträger nachweisbar
   c) immer mit Bronchialasthma verbunden
   d) gleichbedeutend mit Alkoholintoleranz.

22. Folgende Krankheitssyndrome sind mit dem Problem Nasenpolypen
    verknüpft:
   a) Neurofibromatose v. Recklinghausen
   b) Woakes-Syndrom
   c) Tuberöse Hirnsklerose Bourneville
   d) Mukoviszidose
   e) Kartagener-Syndrom.

23. Nasenpolypen bei Kindern unter 10 Jahren sind
   a) selten
   b) noch seltener allergisch
   c) immer ein Verdachtsmoment auf cystische Fibrose oder Karta-
      gener-Syndrom
   d) durch Siebbeinoperation zu behandeln.

24. Prädilektionsstellen für Nasenpolypen sind
   a) die Nebenhöhlenostien
   b) das tuberculum septi
   c) die orbitalen Siebbeinzellen
   d) der recessus zygomaticus der Kieferhöhle.

25. Welche der nachstehend genannten echten Nasentumoren mani-
    festieren sich gerne als "Choanalpolypen"?
   a) nasale Gliome
   b) invertierte Papillome
   c) Zylindrome
   d) Mischtumoren.

26. Die Therapie der Wahl bei Nasenpolypen ist
   a) die wiederholte Abtragung
   b) Corticosteroid-Dauermedikation
   c) die radikale Nebenhöhlenoperation

    d) eine Hyposensibilisierung

    e) eine Therapie der Wahl gibt es bisher nicht.

27. Welches der nachstehenden statements über Zahnverletzungen ist falsch?

    a) Die oberen-mittleren Schneidezähne sind am häufigsten von Frakturen betroffen

    b) Unkomplizierte Frakturen sind Teilverletzungen der Krone ohne Pulpaeröffnung.

    c) Die Zahnluxation ohne Dislokation hat eine günstige Prognose

    d) Bei Zahnluxationen mit Dislokation oder Ausstoßung muß die Behandlung innerhalb von 90 Minuten nach dem Trauma erfolgen.

28. Eine Parapharyngealphlegmone und Mediastinitis infolge Wandperforation manifestiert sich u.a. durch

    a) Verbreiterung des prävertebralen Weichteilschattens im Röntgenbild

    b) Pneumothorax

    c) Heiserkeit

    d) zwischen die Schulterblätter ausstrahlende Schmerzen.

29. Pfählungsverletzungen des weichen Gaumens

    a) sind immer ernst zu beurteilen

    b) sind bei seitlicher Stichkanalrichtung ernst zu beurteilen

    c) erfordern Fremdkörperausschluß

    d) können der Spontanheilung überlassen werden.

30. Das Risiko von Tonsillektomie-Nachblutungen

    a) ist zwingender Grund für eine mehrtägige stationäre Beobachtung nach der Operation

    b) steht dem ambulanten Operieren nicht im Wege

    c) wird durch medikamentös gestörte Thrombozytenaggregation (Salicylate) erheblich gesteigert

    d) ist nicht groß, da es keine lebensbedrohlichen Blutungen gibt.

31. Die posttraumatische Karotisthrombose

    a) ist selten, aber von zweifelhafter Prognose

    b) setzt eine schwere Läsion der Arterie voraus

    c) kommt nach neck-dissection gehäuft vor

    d) wird erst nach einem symptomfreien Intervall manifest

    e) bewirkt im Gegensatz zum apoplektischen Insult zuerst Herdzeichen, danach erst Bewußtlosigkeit.

32. Die funktionelle Aphonie tritt auf

    a) überwiegend bei Frauen

    b) im Rahmen einer Konversionshysterie

    c) meist im mittleren Lebensalter

    d) sehr selten bei Kindern.

33. Bei der funktionellen Aphonie ist typischerweise
    a) Klanghaftes Husten und Räuspern möglich
    b) ein typisches Transversusdreieck nachweisbar
    c) Vorlesen und Singen ungestört
    d) am Kehlkopf kein pathologischer Spiegelbefund zu erheben
    e) gleichzeitig ein globus hystericus vorhanden.

34. In der Therapie der funktionellen Aphonie
    a) hat die Wiederherstellung einer gebrauchsfähigen Stimme Vor-
        rang
    b) steht am Anfang ein Schweigegebot
    c) ist die Muck'sche Kugel sehr wirksam und empfehlenswert
    d) ist die Überzeugungskraft des Therapeuten sehr wichtig.

35. Ursachen für die Entstehung des Kontaktgranuloms sind
    a) Singen in zu hoher Lage
    b) zu tiefe Sprechstimmlage
    c) harter Stimmeinsatz
    d) rezidivierende Laryngitis.

36. Vom Kontaktgranulom müssen differentialdiagnostisch vor allem
    abgrenzt werden
    a) chronisch-hyperplastische Laryngitis
    b) Chondrome
    c) Intubationsgranulome
    d) Stimmbandknötchen.

37. Welches der nachstehenden statements ist falsch? Funktionell be-
    trachtet liegt dem Kontaktgranulom zugrunde
    a) eine primär hypofunktionelle Dysphonie mit sekundärer hyper-
        funktionell-organischer Auswirkung
    b) bei Sängern auch eine primär hyperfunktionelle Störung
    c) eine mechanische Reizung (Hammereffekt)
    d) oft ein psychosomatisches Grundproblem.

38. Die isolierte neurogene Parese des M. cricothyreoideus nach Struma-
    operation ist
    a) seltener
    b) häufiger (2:1)
    c) wesentlich häufiger (10:1)
    d) nicht häufiger
    als die Recurrensparese.

39. Für einen isolierten Funktionsausfall des M. cricothyreoideus sprechen
    a) gestörte Singstimme bei erhaltener Sprechstimme
    b) Vertiefung der Sprechstimmlage
    c) Einschränkung des Stimmumfanges
    d) Sensibilitätsstörungen im Kehlkopf.

40. Bei der Palpation des Kehlkopfes spricht für isolierte Cricothyreo-
    ideuslähmung
    a) Beim In-die-Höhe-Singen bleibt der Abstand Schildknorpel/
       Ringknorpel gleich
    b) Der Abstand vergrößert sich
    c) Der Abstand wird kleiner.
41. Bei der Strumaoperation ist die Komplikation von seiten des oberen
    Kehlkopfnerven charakterisiert durch
    a) Supraglottische Sensibilitätsstörung
    b) Sensibilitätsstörung mit Cricothyreoideusparese
    c) isolierte Cricothyreoideusparese
    d) Eine solche Komplikation gibt es nicht.
42. Myogene Cricothyreoideusparesen (durch Zerrung) entstehen bei
    Verkehrsunfällen
    a) mit frontalem Aufprall
    b) infolge brüsker Retroflexion des Kopfes (Schleudertrauma)
    c) auch infolge brüsker Anteflexion
    d) durch Aufprall bei gedrehtem Kopf.
43. Die Therapie bei Cricothyreoideusparese ist
    a) konservativ-logopädisch
    b) chirurgisch
    c) nicht erforderlich
    d) bisher nur hinsichtlich der Sprechstimme erfolgversprechend.
44. Charakteristika des Basalioms sind
    a) Es besitzt tumoreigenes Bindegewebe
    b) Es metastasiert nur lymphogen
    c) Es wächst invasiv
    d) Die Basaliomzelle ist eine entdifferenzierte ursprünglich normale
       Epithelzelle.
45. Das Ulcus terebrans ist
    a) ein häufiger Basaliomtyp
    b) eine harmlose Spielart des Basalioms
    c) durch infiltrierendes Wachstum auch in die Tiefe gekennzeichnet.
    d) prognostisch günstig.
46. Das oberflächlich-vernarbende Basaliom wird meist erst bemerkt
    infolge
    a) Ulceration
    b) Verdickung der Haut
    c) Behaarungsverlust
    d) Tiefeninfiltration
47. Bevorzugte Lokalisationen von Basaliomen im Gesicht sind
    a) Nasolabialfalte
    b) Unterlippe

   c) Oberlid

   d) Ohrmuschelvorderseite.

48. Bei der Operation des sklerosierenden Basalioms soll der Sicherheits-
abstand betragen:

   a) 5 mm

   b) 15 mm

   c) 20 mm

   d) 4 cm.

49. Die primäre Rekonstruktion nach Basaliomoperationen ist ratsam bei

   a) allen Basaliomtypen

   b) Tumorfreiheit des Defektrandes

   c) Tumorfreiheit des Defektrandes und wenig aggressivem Primär-
tumor

   d) Rezidiven, sofern sie klein sind.

50. Die bekannten Therapiemethoden versagen in

   a) 2%

   b) 5%

   c) 10%

   d) unter 1% aller Basaliome.

Antworten zur Fragensammlung

1. a, c	18. a, b, c, d, e	35. a, b, c
2. b	19. c, d	36. a, c
3. a	20. c	37. ∅
4. 1a, 2c, 3b, d, e f	21. a, b	38. c
5. a, c	22. b, d, e	39. b, c
6. c	23. a, b, c	40. a
7. d	24. a	41. c
8. b	25. b	42. a, b, c
9. a, c, d	26. e	43. a, d
10. a	27. ∅	44. a, c
11. a, c	28. a, d	45. c
12. a	29. b, c	46. c
13. a, c	30. a, c	47. a, d
14. b	31. a, d, e	48. b
15. d	32. a, b, c, d	49. c
16. d	33. a, d	50. b
17. c	34. a, d	

Sachverzeichnis

Themenverzeichnis der bisher erschienenen Bände

Mundhöhle/Rachen

Laryngologie – Phoniatrie

Spezielle Tumorkapitel

Allgemeine Themen – Randgebiete